U0196895

内镜乳房外科实用技术

Practical Techniques of Endoscopic Breast Surgery

主　编　李　京

副主编　吕金陵　胡劲松　徐占锋

编　委（以姓氏笔画为序）

于英楠	万继峰	马　佳	王　利	王　敏	王成云
王旭彬	王希华	王奇志	王明成	王新灿	尹剑桥
石教鸿	叶怀挺	兰洪明	庄成全	刘　坚	刘亚飞
刘洪游	闫国剑	李　勇	李天石	李风浩	李华军
杨开波	吴绍全	何　浚	邸红亮	汪国民	张京伟
张嘉林	陈　杰	陈　勇	陈　艳	陈丹洋	陈国宝
陈相宇	林　勇	林茂辉	周　文	周　斌	赵黎花
郝永生	施问国	姜立山	祝葆华	胥　恒	莫　梅
夏文豪	高　静	黄　杰	黄观华	常太平	雷义波
樊辉华	薄　滨	戴长和			

编写秘书　陈晶晶　陆进力　凌　芝　黄庆军

北京大学医学出版社

NEIJING RUFANG WAIKE SHIYONG JISHU

图书在版编目（CIP）数据

内镜乳房外科实用技术 / 李京主编 . — 北
京：北京大学医学出版社，2022.1
ISBN 978-7-5659-2459-0

Ⅰ . ①内⋯ Ⅱ . ①李⋯ Ⅲ . ①内窥镜检—应用—乳
房—整形外科学 Ⅳ . ① R655.8

中国版本图书馆 CIP 数据核字（2021）第 140814 号

内镜乳房外科实用技术

主　　编：李　京
出版发行：北京大学医学出版社
地　　址：（100191）北京市海淀区学院路 38 号　北京大学医学部院内
电　　话：发行部 010-82802230；图书邮购 010-82802495
网　　址：http://www.pumpress.com.cn
E - m a i l：booksale@bjmu.edu.cn
印　　刷：北京信彩瑞禾印刷厂
经　　销：新华书店
责任编辑：崔玲和　　责任校对：靳新强　　责任印制：李　啸
开　　本：787 mm × 1092 mm　1/ 16　印张：12.75　字数：320 千字
版　　次：2022 年 1 月第 1 版　　2022 年 1 月第 1 次印刷
书　　号：ISBN 978-7-5659-2459-0
定　　价：120.00 元

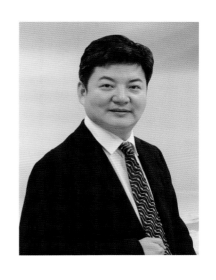

李京,我国著名内镜乳房外科专家,医学博士,博士后,博士研究生导师,主任医师,省政协委员。全日制博士毕业于中南大学和武汉大学,天津大学博士后,曾在美国德克萨斯州国家医疗中心进修,国家西部战略人才,曾担任国家三级甲等医院外科主任 20 余年,拥有丰富的外科经验与扎实的外科理论功底。曾受聘于原国家卫生部内镜与微创医学培训基地主任,现为科技部内镜微创技术装备与标准国际联合研究中心副主任,武汉天美乳房专科医院名誉院长,世界内镜医师协会副秘书长,世界内镜医师协会乳房外科联盟主席,《中国医学工程》《中国内镜杂志》《中国现代医学杂志》常务编委,主编医学专著 4 部。爱好文学,中国作协会员,著有大型历史小说《骆越演义》,由人民日报出版社发行。

其创新术式 3D 数字化内镜隆乳技术、内镜浆细胞性乳腺炎根治术、内镜肉芽肿性乳腺炎根治术、内镜乳房下垂提升技术、内镜男性乳腺增生微孔消融技术、内镜疑难乳房修复技术、内镜乳房包膜挛缩松解术。在内镜乳房外科方面有着较高的造诣与专业性,先后发表学术论文百余篇,主持参与多个国家科研项目,是世界内镜医师协会内镜乳房技术联盟创始人。近 10 余年开展内镜乳房技术培训,学员 2800 余人,遍及全球。2013 年在乌克兰世界内镜医师大会上做手术演示,引起强烈反响,在国际上享有较高的学术地位。2017 年获科技部恩德思医学科学技术奖杰出成就奖,2013 年和 2014 年获湖北省人民政府科技进步奖三等奖,2015 年获英国皇家医学会院士会员资格。

副主编简介

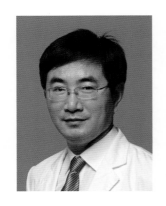

吕金陵

教授,主任医师,硕士研究生导师,上海玺美医疗美容门诊部院长,曾在加拿大多伦多大学附属多伦多总医院、上海第二医科大学附属第九人民医院、上海中医药大学附属曙光医院、苏州大学医学院附属第四医院整形外科学习和工作,任整形外科主任、学科带头人。近年来在国内外学术期刊上发表论文40余篇,主编、参编学术专著近10部,获国家科技部恩德思医学科学技术奖杰出成就奖、中国中西医结合学会医学美容专业委员会名医奖等。担任中国医师协会内镜医师分会整形美容专业委员会秘书长;世界内镜医师协会中国整形与微创外科专业委员会副主席兼秘书长。

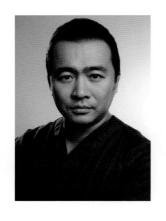

胡劲松

原大连医科大学医疗美容专业教授,原大连医科大学附属第一医院教授,沧州医学高等专科学校医疗美容技术专业创始人、客座教授,亚太医美共同体主席,中国精英整形医生联合体理事长,中国民主促进会会员,深圳吉美瑞丽斯医疗美容门诊部技术院长,大连朗域医疗美容诊所技术院长,中华医学会整形外科学分会医疗美容质控中心委员,大连市医学会整形与美容专科分会外科组组长。

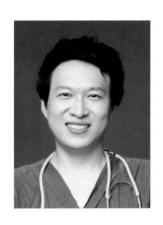

徐占锋

　　主治医师,深圳美莱医疗美容医院美容外科副主任,中国整形美容协会美容医学教育与管理分会常务委员,中国非公立医疗机构协会整形与美容专业委员会乳房整形与美容分委会委员,中国非公立医疗机构协会整形与美容专业委员会鼻整形与美容分委会委员,德国宝俪胸假体指定使用医师,傲诺拉(Allura)大中华区指定技术专家,韩士生科蓓菈乳房假体创美联盟专家成员,2016艾尔建"百里挑医·共塑弧度之美"全国总决赛季军。擅长内镜隆乳术、眼鼻综合整形、定制化隆乳术、软黄金微雕等。

序 一

　　内镜技术被称作是医学现代化的标志之一。内镜医学已成为"一门年轻的学科、新兴的技术、光明的未来"。

　　由于这项技术综合了光学、影像医疗科技，能完整地呈现手术视野的立体感，使其在临床外科手术、观摩及教学中拥有特别的优势，可以说是医师眼、手的延伸。特别是内镜应用于乳房外科手术，可以说是中国乳房外科手术发展的一次革新。

　　大家都知道，腋下入路的隆乳术手术操作需在狭小的通道内完成，存在手术视野深邃和操作不便等局限性。而内镜辅助下的乳房外科手术，将微创技术与内镜技术相结合，眼前展现立体的体内环境，医师能将患者组织、血管、肌肉之间的病灶组织看得清清楚楚，从而准确定位，轻松剥离，有助于手术更为精确地进行。

　　李京教授长期工作在内镜乳房外科临床及教学的第一线，具有扎实的专业理论知识和丰富的实践经验。他热爱从事的专业、富有朝气、勇于进取，具有培养新型乳房外科前沿技术人才的强烈责任感，在他的主持组织下，由国内几十位专家、学者精心编撰的《内镜乳房外科实用技术》即将和读者见面了，这是一件可喜可贺的大好事。

　　本书理论联系实际，内容翔实，图文并茂，编著者站在内镜乳房外科技术的前沿，对书中的各种内镜乳房外科技术加以有机整合，适应了乳房外科技术发展的趋势，做了很有益的探索。本书是乳房外科专业医师开展临床工作有价值的参考书，也可作为高等医学院校内镜乳房外科专业的教材。相信本书的出版将对内镜乳房外科事业的发展发挥其应有的作用。

世界内镜医师协会主席

序 二

现代医学已进入微创化、精细化、快速康复时代,内镜技术的诞生是医学发展史上的一场革命,具有划时代的意义。内镜技术不仅使几乎所有的内部器官疾病可通过内镜诊断,更重要的是在治疗方面的巨大变革,应运而生了"微创手术""微创外科""微创医学"。

手术无须开刀,医师只要在患者身上开几个"小洞",把内镜伸到里面,然后通过传输到监视器中的图像,医师操作器械完成手术。内镜技术的应用为医师提供了更立体、详尽的解剖,从而达到节约手术时间、提高手术效果的目的。

内镜医学已经深刻并广泛地改变了几乎所有临床医学学科的工作模式,显著提高了医师的诊治水平,并将不断推动医学进步,最大限度地造福于广大患者!

近几年来,由李京教授及其技术团队经过积极探索研发的技术成果——内镜乳房外科技术率先在中国登陆,通过高清内镜系统,让乳房外科手术步入一个完全还原肉眼感受的立体时代。对于已熟练掌握普通内镜技术者,即使是初次操作内镜,自然景深的优点也使得操作更加从容与自如,几乎不存在手眼不协调的适应过程,这提示内镜学习曲线更短,有利于技术的培训与推广,也为临床教学提供了一个良好的发展模式。

李京教授对内镜乳房外科技术"情有独钟",多次出国学习和访问,并在临床实践中不断总结经验,掌握了内镜乳房外科技术的精髓,并希望将这一新兴技术推向世界,让世界认识中国整形技术的进步和跨越。本着这个信念,他带领国内知名专家共同编撰完成了国内首部内镜乳房外科专著——《内镜乳房外科实用技术》,填补了该领域的技术空白,同时也证明了我国乳房外科技术达到了国际先进水平,中国乳房外科的内镜时代已经起步。

有理由相信,该专著的出版及发行将唤起更多医师对内镜乳房外科技术的兴趣,通过学习掌握该技术的基本理论与方法,在临床上付诸实践,在提高手术效果、为患者带来福音的同时,推动我国内镜乳房外科技术向前发展。

中国人民解放军陆军军医大学教授、博士生导师

序 三

　　近几十年来,外科手术朝着越来越微创的方向发展:在所有手术分支中,主要的趋势是最小切口通路的想法,以实现期望的手术结果,同时限制手术后果,并促进患者更快地恢复。与其他外科学科相比,乳房外科医师更早地关注这个问题,其目的是在乳房疾病诊疗和乳房整形手术中,通过限制和伪装瘢痕来最大限度地提高患者乳房的完整性和美容效果。

　　最大限度地提高手术的精确度,是外科医师追求的最高境界。近几年来,李京教授团队开展乳房外科内镜诊疗高新技术、内镜纳米材料微型设备与器材、内镜消毒设备等多方面的研究,运用内镜技术在乳房疾病病灶的切除以及乳房整形与修复方面取得了丰硕的临床成果,受到了同行的高度认可,赢得了患者的广泛赞誉,也进一步提高了我国内镜乳房外科在世界内镜领域的影响力和学术地位。

　　李京教授团队在临床实践中不断总结经验,他带领国内整形专家共同编撰了《内镜乳房外科实用技术》一书。本书凝结了60余位内镜乳房外科专家的集体智慧,图文并茂,重点突出,简单易懂,特别是精选了许多宝贵的临床案例。本书对有一定经验的内镜医师是一本有实用价值的参考书,对经验尚少的内镜工作者是一本系统、全面的教科书,也是内镜乳房外科技术培训的实用教材。

　　回顾内镜技术在乳房外科领域的发展历程,我们可以清晰地看到,其飞速发展的背后是无数内镜乳房外科专家为之付出的心血,他们默默奉献、甘为人梯,这些贡献将会永远被镌刻在内镜乳房外科学发展历程光荣的里程碑上!

　　希望本书的出版对我国内镜乳房外科技术的快速发展起到积极的推动作用。

北京大学医学部教授、博士生导师

李建宁

序　四

　　内镜医学是一门跨医学、理学和工学等多学科的新兴前沿学科。应用内镜技术进行临床诊断和手术治疗，具有创伤小、手术时间短、安全系数高、康复快等优势。我一直呼吁，要推动内镜医学的科技创新，以满足临床患者"安全、舒适"的需求。

　　目前，临床上应用内镜的领域越来越广，从消化系统、泌尿系统扩展至全身各大系统，从单一的疾病观察、诊断，到复杂的内镜下微创治疗。而内镜用于乳房外科，尤其是应用于乳腺疾病的临床检验、诊疗，以及内镜隆乳和乳房修复，是近几年发展起来的。李京教授及其所在团队堪称该领域的带头人、创新者，在我国内镜乳房外科学研究领域占据重要地位。

　　我认真翻阅了这本集结了一大批国内内镜乳房外科专家、学者智慧的学术专著。这本书从基础理论到临床应用，内容涵盖了内镜乳房技术相关手术入路及解剖、乳腺疾病的内镜介入治疗、内镜在乳房整形和修复中的应用等。本书以临床实际病例为例，深入浅出地介绍了内镜乳房外科学的实用技术，特别是以图文并茂的形式，通过临床典型病例以及大量照片，详细地解析了内镜乳房外科的各种操作技术，展示了我国内镜乳房外科临床诊疗的最新成果，理论性和实用性强，是一部生动和实用的教科书、工具书和参考书。

　　我有理由相信，由李京等众多专家、学者潜心钻研原创的这本专著将为有意从事内镜乳房临床诊疗工作的同道提供宝贵的资料和途径，适合于已经开展以及准备开展内镜乳房外科手术的各级医师阅读。本书值得推荐，并为之序。

中国著名外科专家、全国政协委员

李森恺

前　言

　　内镜是一种光学、机械、电子(光机电)相结合的精密仪器,用于观察人眼所不能直接观察到的物体体内组织和结构,被广泛应用于工业检测、工业微加工、医学诊断、微创手术等领域。从最初的光纤内镜、2D 电子内镜到 3D 数字化内镜,内镜技术的发展日臻成熟。内镜微创手术作为外科手术领域的一个发展方向,能够帮助医师完成临床诊断、治疗。内镜技术已广泛应用于临床医学各领域疾病的治疗,而整形外科和乳房外科专业领域要求手术的微创性和精准度更高,这样就使得利用内镜进行乳房外科手术成为趋势。

　　内镜乳房外科是将目前最先进的数字技术、遥感技术、内镜技术、显像技术应用到乳房外科技术中,利用成像仪数字成像,通过显示器可以清楚地看到解剖结构,进而准确地进行诊断和治疗。内镜成为了医师手、眼的延伸,就好比自己的眼睛"钻"入了患者的体内,所有的神经、血管、肌肉等组织之间的立体关系都显示得清清楚楚,手术器械可以轻而易举地准确定位和精准操作。高清电子摄像头拍摄的图像还能放大,使医师的视野更加广阔、感观也更为立体,不但减少了手术的创伤性,亦增加了手术的精确性及安全性。

　　但内镜下手术操作与普通手术有很大的不同,除需要专门的手术设备以外,还需要术者经过较长时间的专业培训和较多病例的操作实践,才能够提高手术速度和准确性。

　　早在 2010 年,我和我的团队将 3D 数字理念引入内镜乳房技术中,2014 年在重庆完成了全球首例 3D 数字化内镜隆乳术,开世界之先河,在业界引起轰动。2018 年,我和我的团队又将内镜技术应用于乳腺疾病(如浆细胞性乳腺炎、肉芽肿性小叶性乳腺炎等难治性乳腺炎)的病灶切除,最大限度地保持了乳房的完整和美观,受到广大患者的一致好评。

　　一名有影响力的外科专家不仅要做好每一例手术、用更安全的方法为患者保驾护航,更要对行业产生影响,以自己的努力去推动行业的整体进步。作为最早的一批从事内镜乳房外科和整形外科手术的专家,我义不容辞地肩负起这个历史重任。

　　为带动和促进内镜乳房外科技术的进一步发展,我在社会各界支持和同行专家的鼓励下,将更多的精力投入到内镜临床医学培训和推广上。2012 年,国家卫生和计划生育委员会成立了首个国家级内镜与微创乳房外科培训基地,由我担任第一任主任。随后我和我的团队在全国各地开展了 33 期内镜乳房外科技术实战培训班,通过专家讲座、模拟操作、手术观摩和带教等形式对学员进行科学、系统的培训,为学员提高内镜微创乳房外科实践技能搭建平台,培养了来自我国内地(大陆)及港澳台地区,澳大利亚、乌克兰等地外科医师2800 余人,为数字化内镜技术的普及和推广做出了应有的贡献。

　　同时,我和我的技术团队还组织国内知名的内镜与微创专家及学者,将内镜乳房外科手术临床实践经验进行详细的梳理及总结,倾注了大量心血,并纳入了新经验、新认识、新成果,将自身的经验、体会和技巧等毫无保留地分享和传授,编撰了这本《内镜乳房外科实用技术》。

　　本书采用教科书的编写方式,既注重基础理论,又结合临床实践,力求全面、系统,集中反映国内外当前关于内镜乳房外科技术领域临床和研究的最新动态及进展。每一章均由我国著名的内镜专家撰写,内容涵盖了内镜乳房技术相关手术入路及解剖、乳腺疾病的内镜介入治疗、内镜在乳房整形和修复中的应用、手术技巧、术后护理、内镜器械设备的清洗及消毒等相关内容,理论与实例相结合,病案翔实,图片丰富,同时提供了相关学科最新进展的参考文献,尽可能展示详细的背景知识。本书将是我国第一部关于内镜乳房外科技术的系统性实用专著。

　　我们寄希望于本书的出版对乳房外科医师有所帮助,有助于内镜乳房外科领域的信息交流、人才培养和实践运用,可以为有意从事内镜乳房外科和整形外科的医师和研究者提供宝贵的资料和途径。对于促进我国内镜乳房外科技术的不断发展和提高、更好地为人民健康服务贡献绵薄之力。也希望通过本书能使更多的人了解内镜、认识内镜,从而投身于内镜医学事业。

　　全书的编写得到国内诸多内镜乳房外科专家及同道的积极参与,在此深表谢意。同时感谢张阳德主席、李世荣教授、李健宁教授、李森恺教授等专家对本书的指导和作序。本书部分参考资料来源于网络。

　　学无止境。由于本人的能力、学识和经验所限,本书在许多方面仍存在诸多不足,恳请各位读者不吝批评、指正,以便再版时改进。

李京

2020 年 12 月 25 日

目　录

第一章

3D 内镜技术的起源与原理

    3D（three dimensions）影像就是三维图形。3D 技术就是虚拟三维的技术，是利用计算机的运算达到视觉、听觉等方面立体效果的一种技术。或许人们很难想象，如今这个炙手可热的技术其实最早起源于 19 世纪中期。1839 年，英国科学家查理·惠斯顿（Charlie Whiston）爵士根据"人类两只眼睛的成像不同"发明了一种立体眼镜，让人们的左眼和右眼看到两幅存在差异的图像，以产生立体效果（图 1-1）。

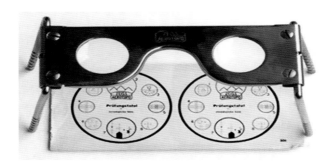

图 1-1　早期的 3D 眼镜

    19 世纪 90 年代末期，英国电影先驱威廉·弗里斯 - 格林（William Friese-Greene）发明的双机放映 3D 电影技术是 3D 电影的最早起源（图 1-2）。

    关于第一部 3D 电影，文献对此出现争议。有的人认为第一部 3D 电影是 1903 年的《火车进站》，有的人认为是 1922 年的《爱情力量》。20 世纪 50 年代，历史上第一部长片 3D 电影《非洲历险记》成功上映并获得成功，标志着 3D 技术进入了一个黄金时代，但由于其昂贵的制作成本和显示设备，导致 3D 技术一度陷入低潮。但哪怕在这个 3D 技术的黑暗时期里，依然有人举着火把进行着小心翼翼地探索。1962 年，中国也尝试拍摄了首部 3D 电影《魔术师的奇遇》，和当时全球的 3D 影视一样，受限于当时模拟信号输出技术的影响，3D 电影并未能引起业界的革命。对于全球电影界来说，2009 年是一个最具有史诗意义的转折年。电影《阿凡达》横空出世，点燃了积累了几十年的 3D 电影技术。而对于普通人来说，曾经只在科幻世界中出现的 3D 技术从未来走进了现实,人们对其触手可及。3D 技术也一夜间在人们的生活中遍地开花。

在了解 3D 技术的原理之前,首先应该了解人体双眼视觉成像的原理。人类双眼间距平均约为 65 mm,两只眼睛除了瞄准正前方以外,看任何一样东西,两眼的角度都不会相同。虽然差距很小,但经视网膜传到大脑,大脑就用这微小的差距产生远近的深度,从而产生立体感。根据这一原理,如果把同一图像用两只眼睛视角的差距制造出两个影像,然后让两只眼睛一边一个,各看到自己一边的影像,透过视网膜就可以使大脑产生景深的立体感,这种现象称为"视差",也是 3D 成像技术的原理(图 1-3)[1]。

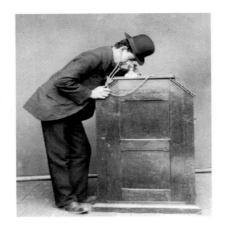

图 1-2　早期的放映机

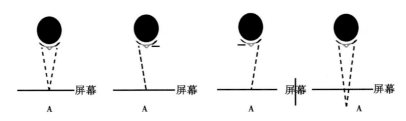

图 1-3　3D 成像技术原理

让两只眼睛接受不同的图像,左眼偏左、右眼偏右,则呈现远离我们的图像;左眼偏右,右眼偏左,则呈现靠近我们的图像

医用 3D 内镜系统的基本原理与此类似。通过使用立体成像技术,3D 内镜系统能够产生两路独立的视频信号,这两路独立的视频信号之间存在着一定的视差;采集到的各视频信号并不直接向操作者显示,而是通过一定的显示技术分别供操作者的左眼和右眼观看,以实现内镜图像的 3D 可视化[2]。

由医用 3D 内镜系统的基本工作原理可以知道,最基本的医用 3D 内镜包括 3D 视频信号采集系统和 3D 图像显示系统两大部分。3D 视频信号采集系统包括位于内镜远端的照明系统、光学镜头系统、图像传输系统。当内镜远端被放置到人体内部需要检查的部位附件之后,光学镜头系统借助于内镜的照明系统能够对感兴趣的组织部位进行拍摄;图像传输系统通常使用图像传感器和图像编码芯片。图像传感器一般使用电荷耦合器件(charge coupled devices,CCD)等微型图像捕获装置,将光学镜头所产生的图像转换成数据;视频编码信号能够把图像的数据进行编码、压缩,从而使得数据能够高质量地传输并显示出来(图 1-4)。

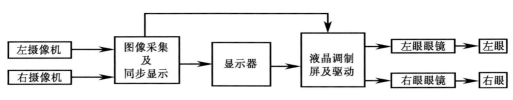

图 1-4　3D 内镜系统成像流程示意图

第一节　内镜视频的采集与显示

3D 内镜的光路系统与 2D 内镜的光路系统基本相同,应用的都是英国物理学家哈罗德·霍普金斯(Harold Hopkins)所发明的棒状透镜系统[1]。使用这样的棒状透镜系统,不仅使得内镜的图像质量大大提高,还使得内镜的装配变得更加容易。早期的 3D 内镜采用棒状透镜系统组成的双光路系统,用于经肛门的直肠检查[2]。

随着电子与半导体技术的发展,数字成像元件不断进步。特别是近年来,在消费类电子产品市场的推动下,高清视频与立体电视技术得到很大的发展。这些技术都对医用 3D 内镜的进步起到极大的推动作用。在 3D 视频的显示方面,医用 3D 内镜系统使用的技术与消费类电子产品所使用的显示技术基本相同。3D 视频的显示技术是在直接面对操作者的终端上所采用的显示技术,其主要类型包括眼镜式 3D 显示技术和裸眼式 3D 显示技术。其中,眼镜式 3D 显示技术是通过佩戴眼镜的方式来观看 3D 显示内容的技术,而裸眼式 3D 显示技术是指不需要佩戴眼镜或其他类似工具,而直接通过眼睛观察到 3D 显示内容的技术。

1. 眼镜式 3D 显示技术　主要包含 4 种实现方式。

(1)分色式:分别用不同的颜色对左眼图像和右眼图像进行显示,观看者需佩戴相应的补色眼镜来进行观察,获得 3D 显示感觉(图 1-5)。

(2)分光式:也称为光偏振式。其原理为采用偏振片使得不同偏振方向的光进入不同的眼睛,经偏振眼镜的"检偏作用",左眼和右眼分别接收左眼图像和右眼图像,再经过大脑合成,产生立体感(图 1-6)。

(3)分时式:又称为"主动快门式技术"。该方法是将左、右眼的图像按照帧或场的顺序在显示器上交替显示,同时观看者佩戴眼镜,该眼镜上设置有快门,该快门受显式控制设备中发出的红外信号控制,并与显示器中交替显示的左、右眼图像相对应,此时观看者通过左、右眼分别接收到显示器显示的左、右眼图像,再经过大脑合成,可产生立体的显示感。

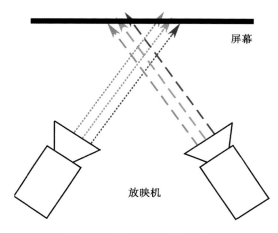

图 1-5　分色式 3D 技术示意图

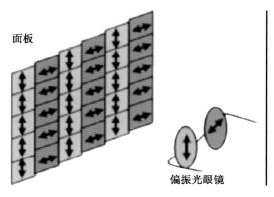

图 1-6　分光式 3D 技术示意图

（4）头盔式：将 3D 显示的显示屏幕与眼镜合二为一，形成观看者头戴式的结构，观看者通过观看头盔式装置所携带的眼镜上显示的不同内容产生立体感。这种显示方式只适用于一个人观察，但可以更好地排除外界干扰，适于精确的交互操作（图 1-7）。

2. 裸眼 3D 显示技术　也包含 4 种主要的实现方式。

（1）光壁障式：也被称为视差屏障或视差障栅式。其利用显示面板间的视差壁障，在 3D 显示模式下，应该由左眼看到的图像显示在液晶屏上时，不透明的条纹会遮挡右眼；同理，应该由右眼看到的图像显示在液晶屏上

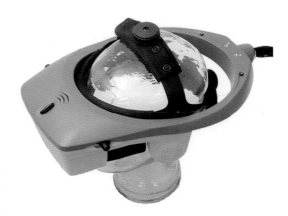

图 1-7　头盔式 3D 技术装置

时，不透明的条纹会遮挡左眼，通过将左眼和右眼的可视画面分开，使观看者看到 3D 影像（图 1-8）。

（2）透镜式：也被称为双凸透镜或微柱透镜 3D 式。其是在液晶显示屏的前面加上一层柱状透镜，使液晶屏的像平面位于透镜的焦平面上，这样在每个柱透镜下面的图像的像素被分成几个子像素，这样透镜就能以不同的方向投射每个子像素。于是双眼从不同的角度观看显示屏，就看到不同的子像素，以此来产生立体的显示效果（图 1-9）。

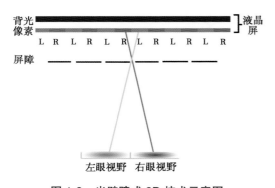

图 1-8　光壁障式 3D 技术示意图

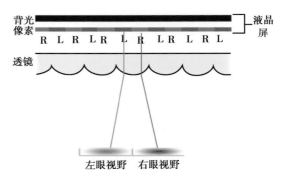

图 1-9　透镜式 3D 技术示意图

（3）指向光源式：搭配两组发光二极管（LED），配合快速反应的液晶显示（LCD）面板和驱动方法，让 3D 内容以排序方式进入观看者的左、右眼，互换影像产生视差，进而让人眼感受到 3D 显示效果（图 1-10）。

（4）多层显示式：通过在一个显示器内放置两个或更多的显示面板，这些面板之间存在一定的间隔，并且利用特定的显示控制装置将影像从一个显示面板移动到另一个显示面板，使得两个显示面板显示的是同一幅图像，但具有不同的景深，使得观看者在不使用眼镜的情况下观看到的文字、图像及视频均具有 3D 立体影像的效果（图 1-11）。

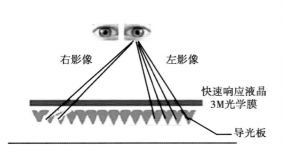

图 1-10　指向光源式 3D 技术示意图

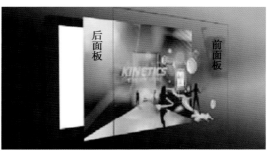

图 1-11　多层显示式 3D 技术示意图

第二节　内镜系统的组成

不论在哪个科室应用,不论检查、诊断或实施手术的需要,内镜系统基本上都包含以下几个部分:光学视管镜、冷光源、摄像系统、操作手件和器械、能量输出系统、手术辅助设备、图文工作站。前四项是必备配置,后三项不同的科室依据需求选择相关设备。

一、光学视管镜

根据不同组织腔道的特点,将光学视管镜设计和制造成不同的长度、直径和视向角,以满足不同科室临床的需求(图 1-12)。如腹腔镜一般采用直径 10 mm,长度 31 cm,视向角 25°或 30°的光学视管镜。

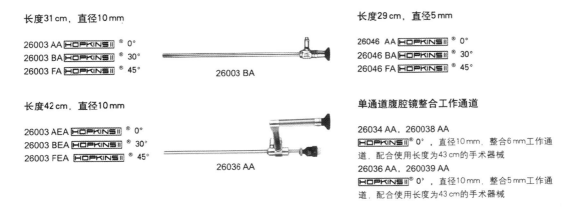

图 1-12　国内某厂家生产的不同类型的腹腔镜

电切镜一般采用直径 4 mm,长度 310 mm,视向角 25°或 12°的光学视管镜,其作用是对腔内组织进行光学成像,使术者能够通过目镜直接观察或通过摄像系统在显示屏上观察（图1-13）。

二、冷光源

冷光源是给腔内提供照明的设备。常规使用的有卤素灯光源和氙灯光源两种。一般光源都具有备用灯泡或者备用光路。卤素灯光源的特点是不论光源本身还是卤素灯灯泡价格都比较低廉，亮度也能够满足临床的需求，是一种比较普及的光源（图1-14）。

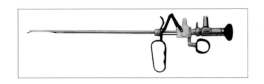

图1-13　国内某厂家生产的电切镜

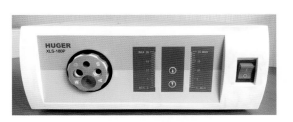

图1-14　卤素灯光源

而氙灯光源则具有亮度大、色温高、寿命长、色彩还原度好等显著优点（图1-15）。

但不论是光源的价格还是氙灯灯泡的价格，氙灯光源都相对较高。冷光源和光学视管镜之间用光导束相连。冷光源发出的光线通过光纤进入光学视管镜，经光学视管镜的光路到达腔内，达到照亮组织的目的。

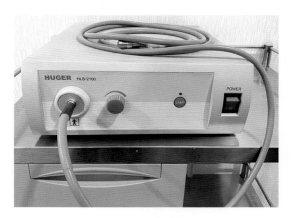

图1-15　单孔氙灯光源

三、摄像系统

摄像系统是内镜系统的重要一环。它的质量直接决定了成像效果，影响手术的顺利完成。良好的摄像系统应具有图像清晰、分辨率高、色彩真实等特点。摄像系统由摄像主机、摄像头（适配器）、视频连接线、监视器组成，一般有单晶片和三晶片之分。单晶片摄像机分辨率在480电视线（TV Line）左右；三晶片摄像机则可以达到800电视线的高分辨率。摄像机拍摄到的图像通过视频线传输到高分辨率的监视器上，医师就可以通过观察监视器来实施手术操作了。新型的数字化摄像机除具备视频传输模式外，也可以直接将数字图像输出到计算机或其他数字存储设备上，非常有利于临床图像资料的保存和处理。摄像头（适配器）由CCD传感器和光学镜头组成。光学镜头根据所连接的不同种类的光学视管镜选择不同的焦距，一般从F18到F35不等。光学镜头前段有个卡口，用来连接光学视管镜（图1-16）。

而 3D 内镜是在收集图像后，独特的左右分离式双通道镜片系统能对同一物体收集左、右两束具有极小差别的影像；处理图像，特殊的视频信号控制器可以同时将左、右两路视频信号，在时间上快速、交替、无交叉地在显示器上显示；呈现图像，在视频同步信号的作用下，改变液晶调制屏的偏振状态，使得液晶调制屏的两个不同偏振调制状态分别与左、右两路光学系统所获得的显示在显示器上的图像同时呈现在屏幕上。这样，当外科医师戴上一副左右眼与液晶屏幕偏振状态一致的无源偏振眼镜时，左、右眼就只能接收到左、右镜片系统内的图像，这样医师就像用双眼在看实际物体一样，获得物体的空间纵深感觉，产生三维视觉效果（图 1-17）。

四、操作手件和器械

操作手件和器械在不同的科室用于不同的内镜系统都有其相应的配置。比如腹腔镜系统配有钛夹钳、分离钳、剪刀、电钩、电凝棒、抓钳、穿刺器等；电切镜系统配有内鞘、外鞘、操作手柄、电切环、艾利克冲洗器等；鼻窦镜系统配有息肉钳、咬切钳、咬骨钳、鼻甲剪、剥离子、黏膜刀、吸引管等；膀胱镜系统配有外鞘、闭孔器、镜桥、活检钳、异物钳等。

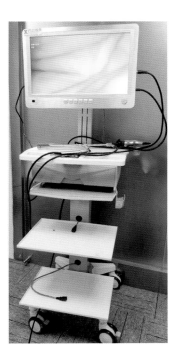

图 1-16　传统的内镜摄像系统

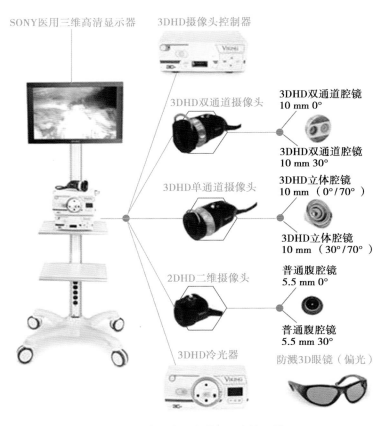

图 1-17　某厂家生产的 3D 内镜系统

第二章

内镜乳房外科技术相关设备

第一节　腔镜手术的辅助设备

一、二氧化碳气腹机

二氧化碳气腹机是腔镜手术的必备设备。二氧化碳气腹的建立是腹腔镜手术的基础。腹腔镜是一种以气体为透视介质的内镜。目前，CO_2 是腹腔镜手术常用气体。它不助燃，在血液中溶解度高于空气、氧气，CO_2 的血液携带量较高。经腹部吸收后易从肺部排出。因此，对大部分患者来说，通过呼吸调节，CO_2 不会对机体造成损害。内镜隆乳术对于 CO_2 的气体腔隙远没有腹腔手术要求那么高。腋下切口配合内镜乳房拉钩也可以创造手术需要的操作空间，但是若能配合二氧化碳气腹机建立气体腔隙，则能起到锦上添花的作用。因此我们有必要对二氧化碳气腹机有一定的了解。

二氧化碳气腹机的简单操作流程：首先将二氧化碳气腹机与二氧化碳钢瓶连接好，打开二氧化碳钢瓶阀门，检查有无漏气。然后连接电源，打开电源开关，检测二氧化碳钢瓶压力。调节各项参数后，按下注气键，排除主机残气，然后关闭注气键，将累计用气量清空后备用。成人腹腔内气压预设定为 12~14 mmHg，一般不超过 15 mmHg。胸大肌下间隙的建立基本也可以沿用腹腔手术的压力设计。

二氧化碳气腹机监测常用参数：腹腔内压力设定值及实际腹腔内压力、注气流量预设值及实际流量、注气总量、二氧化碳钢瓶压力值等。

二氧化碳气腹机的保养：每次使用前，巡回护士负责对二氧化碳气腹机进行开机检测，观察二氧化碳气腹机是否处于备用状态、能否正常供气以保证手术顺利开展。如二氧化碳气腹机不能正常工作，要及时告知专管人员进行调配。巡回护士在术毕对二氧化碳气腹机进行清洁，如清除二氧化碳气腹机表面的血迹、尘埃等，专管人员定期检查二氧化碳气腹机的清洁度。与厂家技术人员联系，定期对二氧化碳气腹机进行功能检测，以确保二氧化碳气腹机正常运作(图 2-1)。

　　其他的手术辅助设备,如膨宫机(图 2-2)、灌注泵(图 2-3)、冲洗泵、吸引器等,在某些手术,需选择相对应的配套设备。

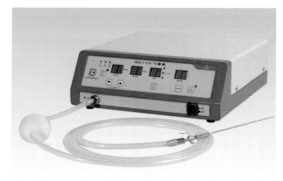

图 2-1　二氧化碳气腹机

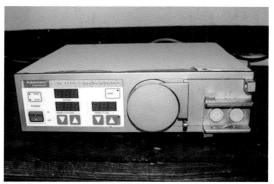

图 2-2　膨宫机

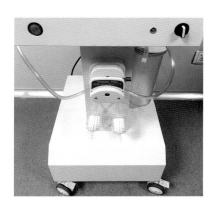

图 2-3　灌注泵

二、高频电刀

　　高频电刀(高频手术器)是一种取代机械手术刀进行组织切割的电外科器械。它通过有效电极尖端产生的高频高压电流与机体接触时对组织进行加热,实现对机体组织的分离和凝固,从而达到切割和止血的目的(图 2-4)。高频电刀包括多功能高频电刀、单极高频电刀、双极电凝器、电灼器、高频氩气刀、多功能高频美容仪。内镜隆乳术使用的内镜专用高频发生器具有纯切、混切、单极电凝的功能。内镜隆乳术与开放手术的长刀头不同,内镜的电刀实际上是电钩(图 2-5)。内镜电刀与普通外科电刀的区别在于内镜电刀将切割过程分为切割和电凝两部分,并且两部分交替工作(分次切割),切割的速度受仪器自动控制,这样可避免由于切割速度过快而凝血不充分导致出血过多;也可以避免因切割速度过快而导致组织穿孔或其他热灼伤的危险。临床上的腹腔手术对于手术空间的创造有一个明确的腹腔腔隙。在隆乳术中,虽然胸大肌与胸小肌之间是疏松的纤维结缔组织,但想靠二氧化碳气腹机撑起胸大肌创造一个大的操作空间还是很困难的。由于美容整形手术原则上是不允许出现导致体表创伤的失误的,所以安全使用电钩是所有内镜整形医师的基本功。在手术中,医师方面可控的因素是操作技术,为避免过度烫伤组织,左手持分离钳撑起纤维组织,右手持电钩切割组织。同时,术者的助手应注意观察体表皮肤的厚度,避免在同一部位反复操作,使温度升高而烧穿皮肤。不良习惯也易引起灼伤,在凝血过程中,有些医师喜欢一只手拿止血钳,另一只手拿电刀头。如果电刀头碰击止血钳,就会达到电凝过程,但也容易造成电刀头与止血钳打火,烧伤患者。火花还会熔化医用手套而灼伤医师。患者方面可控的因素是去除患者的手表、金属手链、项链、耳环。这些首饰犹如一个个"发射天线",均可在接触部位产生漏电流而灼伤皮肤。同样,患者的手术台面应无金属,即患者应处于全悬浮状态。其他的因素包括在手术或治疗过程中,患者大多附有心电监护设备、麻醉设备等。常见的心电图(ECG)电极就容易引发高频灼伤。高频电刀的大漏电流就会激化 ECG 电极,与患者贴片部位形成电灼伤回路。所以要选择抗高频电刀的心电监护系统,并且心电监护系统的地线与电刀地线应共地。

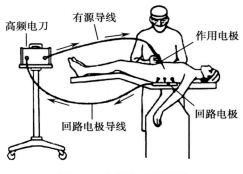

图 2-4　高频电刀示意图
注:箭头表示高频电流方向

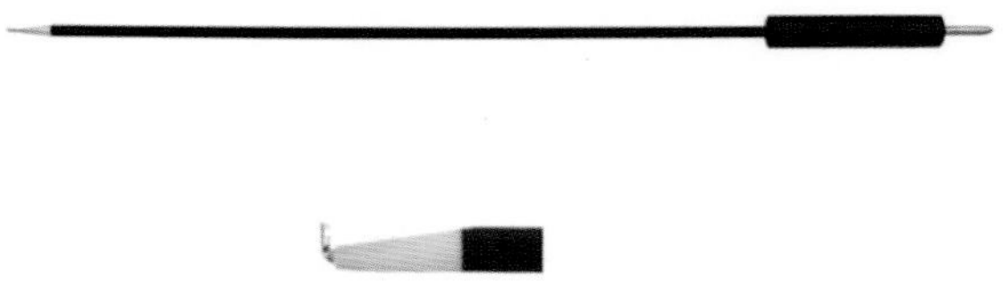

图 2-5　内镜系统的高频电刀,以电钩形式使用

三、微波刀

1889 年德国物理学家赫兹(Hertz)用莱顿瓶放电,让放电产生的快速交变电流通过一根导线,产生了赫兹波。这实质上是一种分米波频段的电磁波辐射,从而成为现代微波技术的起点。20 世纪 30 年代发明了连续波发生器和空腔谐振器等,微波技术才开始迅速发展起来。微波的治疗作用主要是内生热和热外效应。治疗中使用剂量大小与作用时间、输出功率成正比,组织损伤程度取决于微波剂量和被照射物的生物物理参数,如受照射物的大小、形状、介电常数、在电磁场中的方向等。内生热加速局部的血液和淋巴循环,改善了微循环,增加了受照组织的代谢,改善营养,从而加速了组织的再生与修复能力,还可以提高组织的免疫能力。热外效应即治疗时患者在不感热或微感热情况下的

效应。在临床上主要用于治疗急性炎症和对内分泌腺做治疗性辐射等。微波刀在临床上的应用主要是运动系统、神经系统、内脏和多种软组织的急性和慢性炎症,如神经痛、慢性风湿病、神经炎、下肢溃疡、皮炎等。近年来微波刀最多应用于肿瘤方面的治疗,尤其是在腹腔镜引导下,使用冷循环微波刀治疗肝肿瘤。腹腔镜直视下具有创伤小、直视定位准确、不易伤及周围脏器的优点。而先进的冷循环系统则可以避免穿刺道的热损伤(图 2-6)。

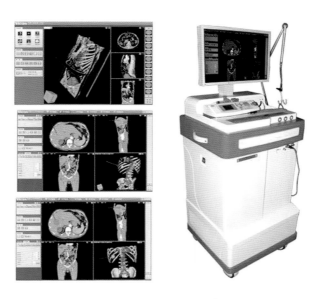

图 2-6　微波刀治疗系统
融合三维影像手术辅助技术和注液式微波刀头技术

四、氩气刀

氩气是一种惰性气体,在高频及高压的环境下可产生止痛、止血的良好作用。在使用电脑高频氩气刀手术时,氩气在刀头四周形成了一束敛气流柱,使刀头与出血创面间充满了氩气。由于氩气的作用,患者几秒即可止血,这不仅有利于患者的康复,对医师来说也可以缩短手术时间,提高工作效率。这种手术刀适用于各个外科,对出血量大的肝、胆等手术尤为理想。使用时,应将中性电极板固定于患者肌肉丰富的地方,如患者的小腿、大腿、臀部等,并保证充分接触。使用氩气刀时,刀头与组织的角度应保持在30°~60°,切不可垂直于组织进行操作。刀头启动后,与组织的凝血距离在 1 cm 左右。使用过程中,器械护士应及时清理刀头上的粘连物,以保证良好的凝血功能。氩气刀的中性电极板敏感度较强,每次使用前应用湿布清理电极板上的灰尘或污物,固定时应充分与患者接触。否则如负极板接触不良,将阻断电刀输出。电刀暂停使用时,勿把电刀头放在患者身上,防止因高温或其他原因损伤患者的正常组织。清洗氩气刀刀头时,应注意不可让水渗入手柄内部,消毒时勿将电刀输气软管折叠,以防老化,缩短使用寿命(图 2-7)。

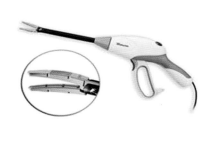
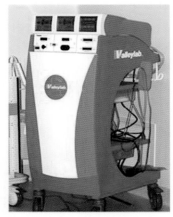

图 2-7　氩气刀系统

五、超声刀

　　超声刀(图 2-8)可用于软组织切开与止血,并具有最少的热损伤。它通过超声频率发生器,使金属刀头以 55.5 kHz 的超声频率进行机械振荡,使组织的水分子气化、蛋白质氢键断裂、细胞崩解、组织被切开或者凝固,使血管闭塞。做内镜下隆乳术时,一些困难的止血可以尝试使用超声刀,比如对于隆乳内侧界的剥离,为了避免伤及大的胸骨穿支血管,可用超声刀。对于超声刀的使用,初次操作

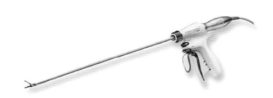

图 2-8　超声刀

内镜系统的医师往往不太熟悉器械,在钳端闭合状态下激发或激发时钳端接触金属、使用中动作粗暴、钳夹组织后向上挑、激发时旋转刀头,都有可能严重损伤刀头。面对不同的组织结构和类型,医师要灵活地运用超声刀切割与凝固的平衡。切割与凝固是一对矛盾体,切割速度越快,凝固效果越差;凝固越彻底,则切割速度越慢。超声能量输出低,则刀头夹持力小、组织张力小、平面切割速度慢、凝血效果好。反之,超声能量输出高,则切割速度快。切割的组织应保持一定的张力,同时施加适当握力,以缩短每次的切割时间;应避免夹持大块组织,并尽可能使用刀头的前 2/3 部分,提高切割的效率。在血液中使用超声刀或刀头过于潮湿都会影响刀头的输出,达不到切开凝血的效果。超声刀对直径小于5 mm 的血管理论上可以闭合。但是有研究分析提示,超声刀仅对直径小于 3 mm 的血管止血效果确切,所以对更粗的血管,最好选择其他更安全、有效的方法处理。具体方法有:①无血管区快速档刀切断,纤维筋膜组织慢速档刀凝断,小血管分段凝后再断。②对于粗大的血管,采用"防波堤"技术,即在准备切断处的血管近侧向远侧,先用剪刀形刀头进行反复凝固但不切断,组织变为白色为止,至远端切断血管。对于较粗的血

管(直径＞3 mm),应在血管近端以可吸收夹结扎再切断,防止术后出血。但对于内镜隆乳术来说,粗大血管穿出的位置就是胸骨旁动脉穿支了,由于胸骨旁的软组织覆盖很薄,超声刀头体积还是偏大,有烫穿皮肤的风险,因此不建议使用超声刀进行分离。③内镜隆乳术中最常见的就是局部渗血,可以换用球形刀头或用钩形刀头的刀背面压住出血处,用慢速档凝固止血。

六、乳房拉钩

用于内镜隆乳术的乳房拉钩通常都配备冷光源和摄像系统,灯光直接在切口内部照明,使得手术视野非常清晰。分离好腔隙后的假体植入也需要拉钩的辅助来打开通道。

第二节 内镜乳房手术必备设备

一、分离钳

分离钳主要用于隆乳间隙内的组织分离,保持一个分离层面的张力,便于电刀的电凝分离(图 2-9)。

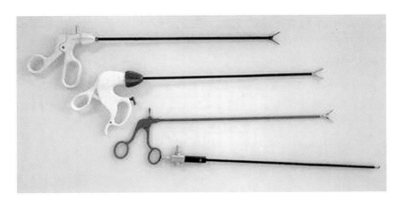

图 2-9 抓钳与分离钳

二、持针器

在内镜隆乳术中,对电刀无法电凝彻底的出血点,可使用持针器直接进行缝合止血(图 2-10)。

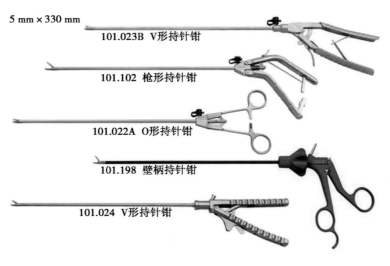

图 2-10 不同种类的持针器

第三节 内镜乳房手术相关设备

一、等离子刀

能量输出系统是实施手术的动力之源、能量之源,可用来完成组织的切割、切除、粉碎或凝血。对于腹腔镜而言,常规的配备是高频电刀。高频电刀具有单极切、单极凝、混切、双极凝等十几种输出模式。近几年来超声刀、等离子刀的应用补充和完善了腹腔镜手术的能量输出系统,使得手术过程效率更高、出血更少。宫腔电切或者前列腺电切是用高频电刀来完成切割和凝血,等离子刀用于电切手术(图 2-11)。

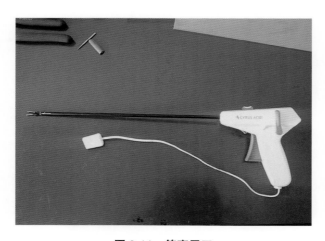

图 2-11 等离子刀

术中的冲洗介质由葡萄糖溶液变为氯化钠溶液,大大减少了术后并发症,手术过程也更为安全。鼻窦镜、耳镜、关节镜手术需要配备相对应的鼻科、耳科和骨科动力系统。其原理是利用转速可控的手机马达带动钻头来实现组织切割。妇科腹腔镜完成子宫切除手术同样需要配备子宫切除器,虽然结构大相径庭,但其原理与鼻科、耳科、骨科的动力系统类似。输尿管镜和经皮肾镜下的泌尿系腔内碎石术则需配备气压弹道碎石机,通过气动原理形成探针的高频震动来达到碎石的目的。

二、钬激光

钬激光(holmium:YAG laser)是目前众多外科手术用激光中常用的一种,为脉冲式激光。该激光的工作递质是钬 - 钇 - 铝石榴石,在氪闪烁光源照射下,将嵌在钇 - 铝石榴石晶体上的稀有元素"钬"激活,产生脉冲式近红外激光。钬激光波长为 2140 nm,与 Nd:YAG 激光相反,其能量可被水高度吸收,并发挥极好的切割效果,由于人体的各种组织中含量最高者为水,因此钬激光可作用于人体各种组织,属于非组织选择性激光,对组织的作用不随组织成分的改变而改变。钬激光进入组织后在浅层即被吸收,造成 0.4 mm 的切割和气化,其余热损伤深度达 0.5~1.0 mm。同时钬激光具备良好的凝固止血作用。钬激光组织穿透深度仅 0.4 μm,以其热损伤小、出血少等优点而作为手术工具广泛应用于整形外科手术。其工作原理是以水作为吸收媒介,产生的能量使组织之间的水汽化,形成微小的空泡,并将能量传至组织,使病变组织粉碎成粉末状。软组织的热恢复时间是 310 ms,钬激光的脉冲持续时间短,仅 250 ms,所以热量扩散小。因此,钬激光对组织的切割和消融都非常安全、有效。1992 年,Johnson 等[3]最早报道了在泌尿外科的应用后,钬激光在泌尿外科领域获得了最大的推广。钬激光为光纤传导,可以通过内镜在液体递质中进行组织消融和止血。钬激光可以运用于泌尿系统软组织,进行尿道和输尿管狭窄切开、膀胱颈狭窄切开、前列腺切除、泌尿系统细胞癌切除等(图 2-12)。

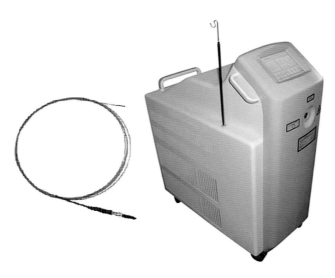

图 2-12　钬激光

第三章

内镜技术在手术机器人中的应用

第一节　手术机器人的特点和发展现状

手术机器人技术的发展历史可以追溯到 20 世纪。20 世纪 80 年代在神经外科领域第一次进行手术机器人的手术试验[4]。第一套机器人系统是在传统工业机器人的基础上改造而成的。此后,随着新材料、新型传感器、新型机器人执行器和实时计算技术的兴起和发展,手术机器人得以迅速发展。促进医疗机器人技术发展的另一个重要因素是 3D 技术。目前 3D 技术已经在临床各学科大力推广和应用。1997 年,达芬奇(Da Vinci)机器人作为手术机器人的完美之作诞生,并在 2000 年获得了美国食品药品监督管理局(FDA)的经营许可[4]。在临床上越来越多地应用手术机器人正是手术机器人技术不断发展的一个显著标志。

手术机器人与传统机器人相比,最主要的区别在于其特殊的要求:①手术机器人处于患者和医护人员附近的安全性问题。②手术机器人的消毒和无菌处理的问题。③手术机器人所处手术室的环境限制问题。

1. 安全性问题　手术机器人的安全性问题不仅是指机器人对所操作的患者的安全性问题,还包括安装和操作机器人的医护人员的安全。尽管从理论上说医疗风险是客观存在的,毫无风险的情况是不存在的,但是人们依然明确地希望采用手术机器人的系统辅助手术可获得更精准的手术操作和更好的手术效果。但是手术机器人的安全性问题是客观存在的。出于保障医护人员和患者安全的需要,手术机器人必须包含以下几个方面的要求。

(1)手术机器人结构的本质的安全性和机械安全保险。

(2)有经过培训的合格的医护人员所使用的清晰、明确的手术机器人使用手册和文件。

(3)具有自动初始化程序和宜人的人机交互界面。

(4)手术机器人手术操作时的额外操作不会导致患者的身体健康受到威胁。

在满足以上要求的同时,还要求操作手术机器人的医护人员在理解手术机器人的操作原理的基础上掌握操作规范。

　　2. 无菌消毒　手术机器人的另一个特殊的要求就是整个手术操作的过程都应在无菌手术室完成,这对所使用的手术机器人提出了更高的无菌要求。手术机器人直接与患者接触的部件、医护人员操作手术机器人的部件都要进行严格的消毒处理,满足手术室的无菌规范的要求。而其他部位可以使用无菌保护套,以达到无菌规范的要求。现今也有很多小型机器人为了可以安全消毒、满足无菌操作的规范化的要求,将手术机器人设计成紧凑的整体结构,以便可以全部放入高压灭菌器内实施消毒处理(图 3-1)。

　　3. 手术环境　不同于工业机器人工作于一个专门为其设计的防护罩里,手术机器人必须工作于手术室这样的环境。但是由于成本昂贵,很少有医院为了满足机器人的需要而设计专门的手术室。但是作为一个可以操作手术机器人的手术室,必须满足以下几点要求:①尽可能有确切的运动空间和尽可能地减少障碍物;②尽可能一个人就能搬运机器人系统和控制器;③可进行预防性维护和在出故障后进行有效管理;④确保与其他设备电磁兼容。

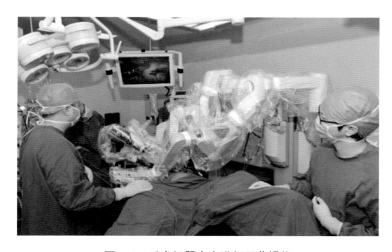

图 3-1　手术机器人在进行无菌操作

第二节　手术机器人的操作系统

　　达芬奇机器人作为手术机器人的完美之作,在临床应用最为广泛。达芬奇机器人手术系统以麻省理工学院研发的机器人外科手术技术为基础。Intuitive Surgical 公司随后与 IBM、麻省理工学院和 Heartport 公司联手对该系统进行了进一步开发。FDA 已经批准将达芬奇机器人手术系统用于成人和儿童的普通外科、胸外科、泌尿外科、妇产科、头颈外科以及心脏手术。达芬奇外科手术系统是一种高级机器人平台,其设计的理念是通过使用微创的方法实施复杂的外科手术。随着 3D 技术的不断发展,其应用也越加广泛,3D 技术在手术机器人中的应用得以实现。

　　手术机器人由外科医师控制台、床旁机械臂系统、成像系统三部分组成(图 3-2)。

　　1. 外科医师控制台　是手术机器人操作系统的控制核心,由三维手术视觉系统、操作手柄、输入及输出设备和计算机系统等组成。手术时,操作医师头靠在视野框上,此时整个操作台和操作手柄可以转换为激活模式,在连接完毕手术台以及各类手术专用器械后即可开始手术。若医师的头部未接触视野框,则操作手柄处于锁定模式,即使有动作,也不能进行任何操作,这样的设计能够最大限度地避免误操作情况的发生。在医师将头靠在视野框上后,输入设备将采集到的视觉影像传入计算机系统,经过分析,将双镜头的腔镜镜头所采集到的术中影像合成转化为高清三维图像,同时计算机系统通过数码变焦以及控制腔镜3D镜头距离手术视野的距离,将手术影像精确放大 6~10 倍,并同步展示在手术显示器上,术者双眼看到的是完整的三维立体图像。使用操作手柄时,术者双手正常位套入操作手柄指环,通过双手传动带动手术台上的仿真机械臂完成各种操作,并且能够完整模仿人手腕内收、外展、内旋、外旋等各种动作,使术者能够身临其境地操控机械臂。术者手部的抖动信号被自动扫描、过滤后,计算机可以自动分析医师手部的动作幅度,无缝地调整术者某些大幅度的动作,使其等比例地自动缩小,这样的技术使得腔内狭小区域的手术得以实现,使手术操作更加稳定、精细。

此外,术者还可以通过声控、受控或踏板控制腔镜 3D 镜头的进退、旋转和左右摇动等各项动作,并且能够在各个位置和角度进行固定。术者双脚置于控制台踏板上配合完成的重要步骤皆可通过操作台控制,包括镜头的移动、电凝、电切和固定调整机械臂等。

手术机器人辅助腔镜系统通过其特有的 3D 腔镜镜头设计,能够为术者提供三维图像,同时其精细度也能够达到 720 像素的高清水准,大大超越了既往腔镜视频采集系统的极限,三维高清视觉的手术机器人手术系统为术者提供了无与伦比的手术视野,很好地再现了患者身体内部结构,犹如身临其境。传统的腔镜手术的一个主要的弊端在于采用了二维平面成像和输出技术,使得术中术者在显示器提供的二维图像中无法辨别组织的深度及相对的关系,只有通过充分练习后才可熟练操作。而手术机器人的三维高清图像系统可完美解决这一问题,为术者提供真实的视野,利于术中辨认和观察组织关系。三维图像能够帮助外科医师更好地观察组织和器官的解剖结构,更有深度的感觉,增加了手术的精确性,使手术创伤更小。同时,它能使缝合、打结等操作更简便易学,提高了手术的效率。由于手术机器人的高清晰度的摄像头以及它的放大成像作用,国外有学者提出了"视觉反馈"的概念,认为通过学习,能够在三维视野下取得部分反馈装置所能达到的效果,如打结的松紧度、判断牵拉的张力等。借助该系统的数码放大技术,无需移动腔镜,就可以将手术部位放大,最高可达 10 倍的效果,使得组织和器官更清晰、更自然、各类操作更加精细。

2. 床旁机械臂系统(patient cart) 是外科手术机器人的操作部件,其主要功能是为器械臂和摄像臂提供支撑。助手在无菌区内的床旁机械臂系统边工作,负责更换器械和内镜,协助术者完成手术。为了确保患者安全,手术机器人的机械臂系统上一般包含 1 个半手动的推车系统、3 个机械臂和 1 个镜头臂。正因为以上器械的存在,方便了外科医师开展手术,机械臂以多个关节固定,保证了手术时能牢固固定机械臂所活动的支点,而不着力于患者组织上的套管,从而减少了患者的创伤,使操作范围更加广阔,并能很好地固定器械操作臂,保护手术视野,无需多个助手辅助。与传统腔镜辅助手术时助手握持相比,它能够提供更加稳固的图像,避免传统腔镜手术中助手因疲劳而致的手部抖动出现的视野不稳定的问题。镜头臂由多个关节组成,为了能够配合各个关节的活动,在手术机器人的镜头臂上有一个 "sweet spot" 的概念,当蓝色箭头位于蓝色条状带内时,镜头臂能够伸缩自如,同时也能随意调整角度。

3. 成像系统(video cart)　成像系统内装有外科手术机器人的核心处理器以及图像处理设备,在手术过程中位于无菌区外,可由巡回护士操作,并可放置各类辅助手术设备。外科手术机器人的内镜为高分辨率三维(3D)镜头,对手术视野具有最高 10 倍的放大倍数,能为术者带来患者体腔内三维立体高清影像,使术者较普通腹腔镜手术更能把握操作距离,能更清晰地辨认解剖结构,提升了手术精确度。

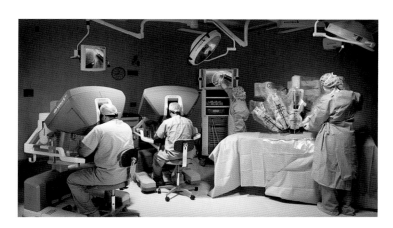

图 3-2　手术机器人的系统组成

第三节　手术机器人的展望

3D 技术在手术机器人中的应用扩大了手术视野,使得医师的操作更加方便,改善了传统外科手术对患者的创伤,手术机器人的操作技术和设备的更新换代为微创理念的实施提供了必要条件,3D 技术的发展和手术机器人的不断更新换代是相辅相成的关系。期待手术机器人结合 3D 技术,通过彼此的优势共存带来手术治疗模式的新的转变,获得更优良的手术效果。临床医师将借用这一新的平台,看准未来的发展趋势,不断拓宽微创外科的发展路径,新的理念、先进的科学技术终将改变医疗,改善人类的生活,让未来变得更美好。我们对 3D 技术和手术机器人的前景充满憧憬,且信心满满。

第四章

内镜手术室的手术监护及抢救设施

    由于进行内镜手术的患者都是采用全身麻醉的,因此手术室除了提供一个无菌的环境和相应的手术操作设备外,还必须得有能力对全身麻醉患者的生命体征进行实时监护,提供最安全的全程手术护理。心电监护仪和心电监测技术与移动计算技术结合起来,具有信息采集、存储、智能分析及预警等功能,可以对患者的心电情况进行全时监护,并能够与已知设定值进行比较,能够保证医师与护理人员准确掌握患者的实际病情变化情况,并为急诊与抢救创造条件,有助于提高患者的治疗有效率。

    心电监护仪的工作原理:心电监护仪由传感器、信号处理系统、控制系统、显示装置、报警装置及记录装置组成。心电监护仪完成信息采集后,用记录器记录下来,经过系统分析,在显示装置中以心电图的形式表现出来。正常情况下,人体心脏的各项指标都是基本稳定且有规律的,在某项或多项指标发生异常时,报警系统会发出警报,以便护理人员及医师能尽快采取措施处理。

    由于进行内镜乳房外科的患者基本上是排除其他系统功能疾病的患者,因此在麻醉风险和监护管理上,存在的风险都较低,使用通常的便携式多功能监护仪(图4-1)即可。便携式多功能监护仪上的心率、心电图波形、呼吸次数、呼气末二氧化碳浓度、血氧饱和度波形、无创血压监测已基本可以满足一台内镜隆乳术的生命体征监护需要,诸如有创血压监测之类的项目是不必要的,这里不予叙述。由于患者的体位是双上臂外展位,且切口通常位于腋窝,离肘关节近,手术视野也位于胸部,因此无创血压袖带的位置必须位于下肢大腿,心电监护的 ECG 电极片需放置于后肩部和脐部。值得临床医师注意的是,心电监护仪上的心电波形只能反映患者的心率情况,并不能反映患者的心肌梗死疾病情况。

    如果术中出现意外情况,需要对患

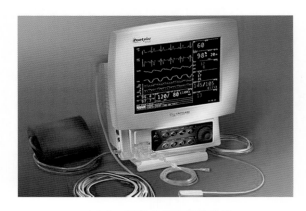

图 4-1　便携式多功能监护仪

者进行抢救,医师必须有冷静的头脑,与麻醉医师一起对患者进行抢救。手术室的抢救设施包括气管内插管包、除颤仪、多功能抢救转运床、简易呼吸气囊、氧气瓶。另外,由于进行 3D 内镜隆乳术时,手术医师需要佩戴红外线眼镜,无形中增加了术中感染的风险,所以在手术操作时,应严格遵守无菌操作的规定。

第一节　气管内插管包

　　一个标准的气管内插管包的组成包括牙垫、口咽通气道、喉镜片、孔巾、纱布块、吸痰管、气管内插管、导丝、吸引连接管、医用手套和推注器(图 4-2)。气管内插管的主要适应证是需要持续胸外按压的心脏停搏、患者神志清楚但呼吸功能衰竭、呼吸气道保护功能丧失的患者(如下颌骨磨削术后出现的血肿)等。气管内插管的方法有经口腔和鼻腔两种。一个合格的美容整形外科医师需要掌握的是经口腔气管内插管。患者取仰卧位,清除松动的牙齿及义齿,清除口腔异物或分泌物,用抬颏推额法,以寰枕关节为转折点使头部充分后仰,以便口、咽、喉呈一条直线(图 4-3)。医师用右手将气管导管沿着喉镜气管槽插入口腔,并对准声门位置送入气管内,请助手帮助将导丝拔除,继续将导管向前送入 3~5 cm,插管时导管尖端与门齿的距离通常在 21~23 cm。注意气管导管不可送入过深,以防止进入单侧主支气管造成单侧通气。操作过程中如声门暴露不满意,可请助手从颈部向后轻压喉结,或向某一侧轻推,以取得最佳视野。给导管气囊充气后,立即请助手接简易呼吸器通气,在通气时观察双侧胸廓有无对称起伏,并用听诊器听诊双肺,以双肺呼吸音对称与否判断气管导管的位置正确无误。放置牙垫后将喉镜取出,用胶布以"八字法"将牙垫和气管导管固定于面颊。

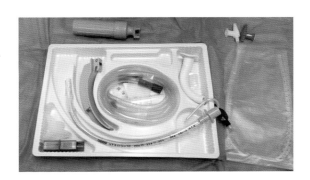

图 4-2　气管内插管包的内容

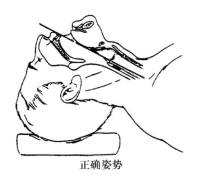

正确姿势

图 4-3　气管内插管操作体位示意图

第二节　除　颤　仪

　　除颤仪(图 4-4)也称为电复律机,是实施电复律术的主体设备,配有电极板。电极板大多有大、小两对,大的适用于成人,小的适用于儿童。它属于体外电复律。电极板安放的位置有两种。一种称为前后位,即一块电极板放在背部肩胛下区;另一块放在胸骨左缘第 3~4

肋间水平。有人认为这种方式通过心脏的电流较多,使所需电能较少,潜在的并发症也可减少。选择性电复律术宜采用这种方式。另一种是一块电极板放在胸骨右缘第2~3肋间(心底部);另一块放在左腋前线内第5肋间(心尖部)。这种方式迅速、便利,适用于紧急电击除颤。两块电极板之间的距离不应<10 cm。电极板应该紧贴患者皮肤并稍加压,不能留有空隙,边缘不能翘起。安放电极处

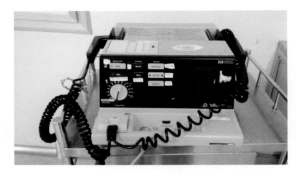

图4-4 除颤仪

的皮肤应涂导电糊,也可用盐水纱布,紧急时甚至可用清水,但绝对禁用乙醇,否则可引起皮肤灼伤。消瘦而肋间隙明显凹陷而致电极与皮肤接触不良者宜用盐水纱布,并可多用几层,可改善皮肤与电极的接触。两个电极板之间要保持干燥,避免因导电糊或盐水相连而造成短路。也应保持电极板把手的干燥,不能被导电糊或盐水污染,以免伤及医师。

第三节 多功能抢救转运床

在危重患者的抢救过程中,需要进行生命体征监测、心电监护,必要时需要吸痰、导尿等,有时甚至需要进行气管内插管、心肺复苏、电除颤等操作,而多功能抢救转运床是抢救危重患者的重要设备。

第四节 简易呼吸气囊

使用方法:开放气道,清除上呼吸道分泌物和呕吐物,松解患者衣领等。医师站于患者头侧,使患者头后仰,托起下颌,疑有颈椎损伤时不仰起头部和颈部,注意保护颈椎。连接面罩、呼吸气囊及氧气,调节氧气流量(> 10 L/min),至储氧气袋充满氧气后再使用。有储氧气袋时,氧浓度可达99%;无储氧气袋时,氧浓度为45%;如无氧气源,应该取下储氧气袋和氧气连接管(此时氧浓度为大气氧浓度21%)。医师位于患者的头部后方,将面罩罩住患者口和鼻,正确使用"EC"手法。单人使用时左手拇指和示指分别按压面罩的上、下各1/3处,中指、无名指和小指分别放在患者下颌角处,将下颌向前托起,用右手挤压气囊。两人操作时使用"EC"手法,一个人固定面罩,一个人挤压气囊。若气管内插管或气管切开患者使用简易呼吸器,应先将痰液吸净,气囊充气后再应用。简易呼吸器加装了压力安全阀,当气道压力大于40~60 cmH$_2$O时会自动开启压力安全阀,以避免肺内压力过高,引起气压伤。因此在建立人工气道前,应关闭安全阀;建立人工气道后,打开安全阀。双手挤压呼吸气囊的方法:两手捏住呼吸气囊中间部分,两拇指相对朝内,四指并拢或略分开,两手用力均匀挤压呼吸气囊,待呼吸气囊重新膨起后开始下一次挤压,应尽量在患者吸气时挤压呼吸气囊。而对自主呼吸微弱的患者,就必须严格顺应生理需要辅助通气,从而真正发挥简

易呼吸气囊的作用。使用时注意潮气量、呼吸频率、吸呼比等。一般潮气量 8~12 ml/kg（通常成人 400~600 ml 的潮气量就足以使胸壁抬起），以通气适中为好。及时观察和评估通气效果。在使用过程中,应密切观察患者对呼吸器的适应性、胸腹起伏、皮肤颜色、听诊呼吸音、生命体征、氧饱和度读数（图 4-5）。

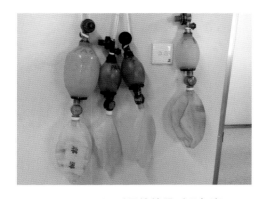

图 4-5　不同型号的简易呼吸气囊

以下情况说明人工通气有效：①患者胸廓随挤压球体而起伏；②经由单向阀透明盖,观察鸭嘴阀工作正常；③经由面罩透明部分,观察患者口唇与面部发绀减轻；④在呼气时,观察面罩内有雾气产生。注意患者症状的缓解状况,有无其他并发症的出现（如呕吐、腹胀、人工呼吸与自主呼吸的不同步等）。

第五节　氧 气 瓶

氧气瓶（图 4-6）是用于因缺氧引起的呼吸系统疾病［如哮喘、支气管炎、肺源性心脏病（肺心病）等］、心脏及脑血管疾病［如冠状动脉粥样硬化性心脏病（冠心病）、心肌梗死、脑出血、脑梗死］的辅助治疗,以缓解其缺氧症状。氧在液态和固态时呈蓝色,故氧气瓶身涂蓝色漆,但是氧气瓶内的氧气是以高压气体的形式存在而并非液氧。氧气瓶与明火的距离应该不小于 10 m、不得靠近热源、不得受日光暴晒。宜存放在干燥、阴凉处。氧气瓶不得撞击。氧气瓶嘴、吸入器、压力表及接口螺纹严禁沾有（染）油脂。在运输和装卸时,氧气瓶要关紧瓶阀,拧紧帽盖,轻移轻放,不得碰撞、滑滚、抛甩、坠落。氧气瓶在移动、停放、使用的过程中,应注意瓶体和阀门的保护,防止氧气瓶倾倒,以免造成附件损坏。在使用中如发现漏气,应立即关闭氧气瓶阀门,不要自行修理。严禁私自拆卸氧气瓶阀、阀门开关、压力表等阀上的零部件。严禁私自充装氧气。氧气瓶充气压力不得超过规定压力,严禁超装。氧气瓶每 3 年检验一次,合格后方可继续使用,检验在充气单位进行。现在市场上流通的医用氧气瓶主要有 4 L、10 L、15 L 和 40 L 几种规格。不管购买哪一种,首先要考虑的应为是否有稳定的医用氧气来源。因为医用氧气瓶不过是一种容器而已,购买它是为了使用医用氧气。

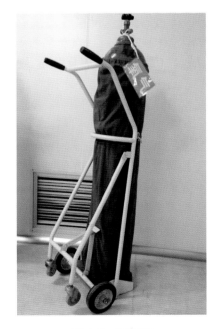

图 4-6　氧气瓶

第五章

内镜手术室规范化管理

配备 3D 内镜的手术室(图 5-1)除了需要和普通的手术室一样的管理制度外,由于其设备都较为贵重和难以修理,在手术室的管理上应更加严格。所以手术室的控制和质量管理就显得尤其重要,需要各个环节和各级工作人员的高度关注。精细化管理是近几年提出的管理内容之一,其主要内容是加强各级分工来提高工作效率和质量,将日常管理向深层次发展和推动。

1. 科室要制定详细、规范的仪器设备管理制度,保证有效执行,同时每年年底总结设备管理中出现的问题,修改管理制度,使管理制度逐步规范化、科学化。护士长及设备小组长要加强督查制度落实情况,避免设备操作不当、交接不清等造成设备损坏,提倡设备管理不良事件主动上报无责免罚,以便设备管理小组仔细分析,不断完善管理制度,保证设备管理制度能更好、更有效地执行。

2. 设备进入科室后,对手术室护士要进行三个方面的培训。一是由厂商工程师集中授课培训,内容包括设备名称、型号、基本构造、工作原理、各部件功能、使用范围、操作方法、清洗及消毒、维护及保养、故障及处理、附件应用,英文翻译,护士严格做好笔记,现场演练;二是厂商工程师手术跟台,术中现场指导,根据手术室上台护士掌握的熟练程度决定跟台次数;三是由科室和医院选派专人到设备公司认定的上级医院短期培训学习。

3. 术前认真学习操作流程,检查设备的声音、零部件、连线、电源线、插座等,确保设备处于完好备用状态。术中严格按照操作流程卡进行操作,随时提醒手术医师正确操作,防止损坏设备及附件,避免操作过程中出现失误;防止工作人员使用手机及其他小型无线电产品而影响设备的正常使用;出现故障时,按故障处理卡处理,如仍有困难,及时通知信息工程部工程师处理,不得擅自拆装。术后详细填写仪器设备使用登记,规范清洁与消毒设备及附件,严格交接班,避免附件混乱、丢失。

4. 科室设备实行分级管理,一级为设备管理责任人、二级为设备管理小组长、三级为护士长,组成三级仪器设备质控小组。一级设备管理责任人每日晨交班后查前一天设备使用登记、维修登记、设备及附件的完好状态、设备清洁状态,并严格记录;二级设备管理小组长每周查一级质控检查登记;三级护士长每个月查设备管理小组长质控登记并分析设备使用情况,并做本月设备效益分析,上交信息工程部;信息工程部不定时进行设备相关管理抽查。

5. 多部门联合管理,确保设备的安全性和可靠性。厂家负责人、手术室护士长和设备管理小组人员、医院信息工程部工程师共同验收设备,手术室与信息工程部存放设备详细档案,并共同参与培训,熟悉设备性能及故障处理,分工协作,共同做好维护及保养工作。手术室设备管理责任人每周做简单维护,如零件紧固,关节润滑;信息工程师每个月维护电源系统、管路系统、报警装置、各附件功能等;厂家工程师每年做仪器设备的系统维护保养。多部门联合管理,确保仪器设备的安全性和可靠性。

6. 由于 3D 内镜设备及技术更新很快,因此也时常会有医院聘请外地专家来进行手术操作演示,而外地专家亦可能携带自己的团队与设备前来。对于外来器械的管理,也应有严格的规定。对外来器械的清洁、消毒、灭菌是医院感染管理确保手术安全的重中之重。外来器械必须于手术前一日送达消毒供应中心进行集中处理,保证消毒供应中心有充分的准备时间。灭菌方法:首选压力蒸汽灭菌法灭菌,不得用快速压力蒸汽灭菌法灭菌,灭菌后待生物培养检测合格后方可使用。

7. 由于手术室出入人员较复杂,因此应该建立人员及设备的建账登记记录。为避免医院感染和保证患者隐私,对出入手术室的人员必须严格筛选和登记。对手术室内的设备应进行登记。

8. 对于贵重的内镜设备,应指定专门的负责人。经过培训且经过相关设备科部门考核,确认取得使用操作资格后,方可操作相应的设备。

9. 保证 3D 内镜设备的洁净。目前内镜手术设备的消毒采用人工全浸泡式消毒方式或全自动清洗消毒机消毒。无论使用何种方式,全程的细节监控应贯穿整个工作的全过程。做好内镜室工作人员的专业培训工作,加强内镜室工作人员的防护意识。

10. 所有的 3D 内镜手术室均应配备基本的抢救设备与药物,并定期对药物和抢救设备进行检查和维护。

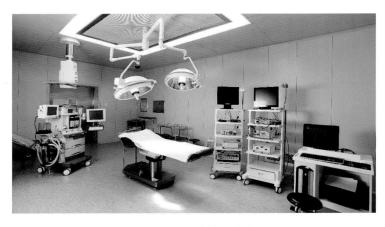

图 5-1　3D 内镜手术室

第六章

内镜乳房外科技术的术前准备、麻醉和术后护理

患者对整个手术过程(包括术后效果)的满意程度取决于其所受到的术前护理、麻醉、手术技术以及术后护理水平的影响。一名乳房整形外科医师即使愿意,也不可能做完围手术期内的所有工作。合理的状况是一个医疗机构能成为一个团队,为患者术前的心理安抚和术后的康复提供一个最佳的环境。

第一节　创建舒适、合理的就医环境

舒适的就医环境包括高档、温馨的诊室,能让患者产生宾至如归的感觉,激发其就医欲望。有经过培训、具有主动性的相关人员,在术前能与患者沟通,并为其提供初步的医疗服务,这种服务包括了解和理解患者的疾病特点和心理需求,并能让其了解和相信这个医疗机构能为其提供最好的诊疗服务。让患者了解到手术医师的资质和高超的技术,医疗机构有一个优秀的麻醉医师、护理人员团队,可以大大地减少患者对未知并发症的恐惧。同时若机构能有一个 ICU 病房团队,则会大大地提高患者的就医信心(图 6-1)。

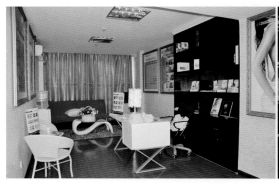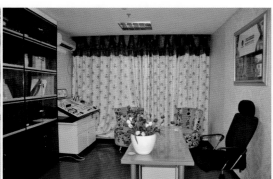

图 6-1　咨询室

第二节　优秀医师的培训

患者对整个医疗过程的体验质量和结果都是以手术医师作为核心的。如果医师能够达到足够高的水平,使患者更快恢复,发生并发症的概率更低,术后美学效果更好,这样才能要求相关的手术设备管理、麻醉和护理人员执行相应的规定,达到精细的护理水平。如果手术医师本人不积极开发资源,不努力提高业务水平,那么医院其他手术相关人员更不会积极配合并想要改进良好的患者体验,手术医师的理念只会遇到更多的困难而且不可能实现。一个优秀的内镜隆乳外科医师应做到以下几点:

1. 在 50 min 甚至更少的时间内完成手术,通过缩短手术时间来减少麻醉药物的用量,以及尽量避免不必要和无用的操作,缩短患者术后的恢复时间。

2. 增加手术医师的影响力,维护其控制力,使既定的手术、麻醉方案及围手术期护理计划得以顺利实施。

3. 维护与团队人员的良好关系,特别是与麻醉医师的关系,以便麻醉医师在术中尽量按照医师术前制订的方案实施麻醉,而不是单纯一味地按照自己的方式来为患者麻醉。

4. 在全身麻醉下实施隆乳术,最好采用气管内插管全身麻醉。

5. 医师自身业务水平必须达标,熟悉隆乳术的解剖结构,并具备相应的美学鉴赏能力,并有不断查看文献、更新理念和技术的意识。

第三节　围手术期护理

一、术前护理

当患者决定手术后,手术的相关人员应当为患者提供一份详细的术前准备资料,包括以下的内容:

1. 手术的日期。

2. 医院的位置。

3. 最好术前一日即入住医院。

4. 术前一日化验检查,包括血常规、血型、肝功能、肾功能、电解质、凝血功能、心电图,是患者排除手术禁忌必需的检查。对患者追加梅毒螺旋体、乙型肝炎病毒、丙型肝炎病毒、人类免疫缺陷病毒的检测则是出于对医护人员的保护。术前胸部 X 线检查是某些麻醉医师的理念追求,它有助于排除肺炎和隐匿性肺大疱,提高麻醉的安全性。术前乳腺 B 超有助于发现患者是否术前即存在乳腺肿物,实际上是消除了日后的纠纷和隐患。

5. 安排好麻醉医师的术前访视。

6. 提供患者所选的假体信息。

7. 提供各类知情同意文件。

8. 术前 12 h 禁食,4 h 禁饮。

9. 术者与患者见面,耐心向患者解释麻醉复苏后可能出现的各种不适,消除其紧张情绪。

10. 患者假体的形态、大小和术式要求必须在术前斟酌后做出决定。对于患者在手术台上临时改变的要求,大多数情况下,手术医师应该拒绝。

上诉所有资料都应该打印出来交给患者,同时提供给所有可能接触患者的手术相关人员。指定一名医师负责准备这些材料。不管医师、助理还是护士,都不应该擅自帮术者对患者进行建议和决定,尽管这些建议可能是有益的,但都应该事先与术者讨论。因为有效而全面地向患者提供前后一致的信息,有助于患者建立信心。当患者对相同的问题得到不一样的答案时,就会对手术产生动摇,失去治疗信心,甚至埋下术后纠纷的隐患。

二、术前用药

目前,在术前护理理念的影响下,患者术前都已经不再常规使用镇静药和抗胆碱药。患者的静脉通路通常也是在进入手术室后建立。考虑到患者手术时间不长,术前抗生素的使用是不必要的。除非患者手术前一日睡前焦虑,否则镇静药的使用也是不必要的。为了减轻患者术后的疼痛,术前 30 min 静脉滴注酒石酸布托啡诺 20 μg/kg 可以有效地减轻患者的术后疼痛。

三、麻醉

对于乳房外科患者的麻醉选择,很多患者出于对未知的恐惧,常常对全身麻醉的后遗症及并发症充满疑虑,甚至主动提出要求在清醒状态下做手术。当患者对麻醉的方式提出疑问时,应由麻醉医师进行解释,麻醉医师术前访视患者,进行沟通,并签署麻醉知情同意书。作为术者,也有必要对麻醉方式的原理进行了解,从而对患者进行科普教育,拉近医患间的距离。从原理上来说,隆乳术的麻醉方式可以分为以下几种。

1. 椎管内麻醉　是将药物(局部麻醉药、阿片样物质)注入椎管内某一腔隙,可逆性阻断脊神经传导功能或减弱其兴奋性的一种麻醉方法。椎管内麻醉包括硬膜外阻滞和蛛网膜下腔阻滞麻醉。椎管内麻醉对呼吸、心血管影响小,麻醉易管理,患者术后恢复快,但由于乳房的高位,一是损伤脊髓的可能性升高,二是麻醉药物的弥散,导致有严重的高平面脊髓麻醉和全脊髓麻醉的风险,患者会出现意识淡漠、呼吸停止,甚至心搏停止。高位硬膜外阻滞麻醉对生理功能影响较大,术毕需要严密观察以保证患者生命安全。在全身麻醉药物和监护技术日趋发达的今天,隆乳术尽量不采用椎管内麻醉。

2. 局部麻醉

(1)区域阻滞麻醉:围绕手术区,在其四周和底部注射局部麻醉药,以阻滞进入手术区的神经干和神经末梢,称为区域阻滞麻醉。先在乳房轮廓注射多个皮丘,然后自皮丘进针,用手将乳房拉向对侧,使针达乳腺底部,注意勿进入胸腔,边进针边注射药物,以阻滞神经的穿支。各进针的方向向乳房中心汇集,使整个乳房底部均有局部麻醉药物的浸润。最后皮下、皮内注射药物,连接各个皮丘。但该麻醉方式麻醉浸润层次不容易掌握,层次浅了打在乳腺内,影响麻醉效果;层次深了可能打进胸腔,或导致肋骨炎,术后疼痛,而且麻醉药物用量偏大。

(2)肋间神经阻滞麻醉:将局部麻醉药注射到外周神经干附近,通过阻断神经冲动的传导,使该神经所支配的区域麻醉。乳房的感觉神经为第2~8肋间神经及颈丛神经的少量分支。肋间神经阻滞患者取侧卧位,进针的入路可以有腋中线入路或腋后线入路。由于腋中线入路时,肋间神经往往发出了很多分支,麻醉效果很不理想,所以现在通常采用腋后线入路,并尽量在肋间神经发出分支前阻滞。于患者腋后线和肋骨交界处垂直进针,抵达肋骨外侧角,沿骨面下移至肋骨下缘,再进针0.3~0.5 cm,注入麻醉药物。该麻醉方式的麻醉效果在有些患者身上不确定,可能导致气胸或者肋骨膜下血肿,增加了患者术后恢复时间。

由于局部麻醉麻醉效果的不完全性及不确定性,单独使用局部麻醉常常使患者术中疼痛,术者不得不降低手术速度,从而影响了手术效率。

3. 全身麻醉　简称全麻,指麻醉药经呼吸道吸入、静脉或肌内注射进入体内,产生中枢神经系统的暂时抑制,临床表现为神志消失、全身痛觉消失、遗忘、反射抑制和骨骼肌松弛。对中枢神经系统抑制的程度与血液内药物浓度有关,并且可以控制和调节。这种抑制是完全可逆的,当药物被代谢或从体内排出后,患者的神志及各种反射逐渐恢复。隆乳术一般采用气管内插管全身麻醉。气管内插管全身麻醉可以给医师提供最安全、最佳的手术状态,可以使整形医师做出最好的隆乳术,可以让患者在24 h内尽快恢复常规的活动。

对于常规的临床麻醉医师来说,由于他们时常面对骨科、肝胆外科、泌尿外科等手术,患者基础疾病的复杂性往往使他们形成了固定的麻醉药物使用方案,而这种长期固定下来的思维模式很难改变。在其他科室的手术中,麻醉医师在肌肉松弛药的使用上往往只需要机械维持通气的需要,但在单纯的胸大肌下或乳房后间隙操作时,足够松弛的肌肉可以更好地暴露手术视野和减轻肌肉的创伤。因此,一个美容整形科室配备专门的美容整形麻醉医师是很有必要的。术者最好与麻醉医师有着良好的配合,有助于患者术后更好、更快恢复。

四、麻醉方法选择

因手术刺激大,内镜乳房外科患者对麻醉耐受较差,所以对麻醉要求较高。内镜乳房外科患者的麻醉主要有全身麻醉、连续硬膜外麻醉、肋间神经阻滞麻醉,现在主要采用局部浸润麻醉联合气管内插管全身麻醉。异丙酚和瑞芬太尼应用于假体隆乳术中可以取得满意的麻醉效果。

内镜乳房外科患者多采用气管内插管全身麻醉联合肿胀技术,能保证良好的麻醉效果,手术安全性高且能保证手术迅速进行。目前,气管内插管全身麻醉已成为一种非常安全的麻醉方法,特别适用于精神及心理较紧张的患者。其优点主要有以下几个。

1. 在全身麻醉状态下,术者有足够的时间调整剥离的假体腔隙,使术后效果达到最佳。

2. 联合使用肌肉松弛药,以免术中剥离腔隙时胸大肌收缩,使胸大肌下间隙剥离过程更顺利。

3. 患者在无意识的状态下进行手术,能避免患者精神紧张,减少手术对患者的不良影响。

术中在肿胀液中加入一定量肾上腺素,其优点主要有:①肿胀液中肾上腺素有收缩血管的作用,同时对肌肉及腺体中的毛细血管有压迫作用,可在术中剥离过程中减少出血、渗血;②肿胀液可稀释腔隙内可能造成无菌性炎症的介质,达到对腔隙进行冲洗引流、降低局部炎症反应的目的,从而减少包膜挛缩发生的可能;③肿胀液可以使即将剥离的假体腔隙扩大,疏松胸大肌与胸小肌之间的纤维隔,加快腔隙剥离的速度,有效地缩短手术时间。但是,术中注射肿胀液也有缺点:当肾上腺素缩血管作用消失后,会出现术后毛细血管反跳性出血,若引流管不通畅时,可导致术后血肿形成,增大包膜挛缩发生的概率。

五、术后护理

所有的内镜乳房外科患者均希望术后能尽可能快地恢复,不影响自己的工作和生活。事实上,优秀的术后护理也是患者良好手术体验的重要组成部分。

1. 监护生命体征　从麻醉复苏室出来的患者已处于神志清醒的状态。但为了确保进一步的安全,同时也可以让患者感受到其所处的机构的规范性,提高患者的良好体验度,通常建议监测生命体征 3 h。

2. 患者体位　鼓励术后患者即刻采取半坐卧位,同时这也是一种心理上的暗示,不断地鼓励患者早期下床活动,以抵消其心理对于术后疼痛的恐惧。但由于患者术后通常放置引流管,超早期下床活动往往不能执行,因此鼓励患者在床上进行简单的锻炼更为现实。

3. 术后引流　一个被普遍认同的观点是术后血肿形成是刺激包膜挛缩的重要因素。因此术后还是常规放置引流管 48 h,待引流量低于 20 ml 后即可拔除引流管。

4. 术后包扎　尽管术后弹性绷带加压包扎常使患者感到不适,但弹性绷带加压包扎在压迫止血、预防假体移位和乳房的塑形上还是有其实际意义的。所以通常建议患者术后使用弹性绷带加压包扎 1 周。

5. 术后使用抗生素　在最近国外的循证医学研究中,已有人提出了抗生素的使用与否与隆乳术的切口感染并无太大的关联,但是对于术后纤维包膜的形成上却没有得出一个结论。实际上,在国外的临床上,乳腺癌如此大的创面亦早已不适用抗生素。但由于低强度的局灶感染能刺激包膜形成,因此还是建议常规单联使用抗生素 3 d。

6. 术后饮食指导　患者清醒后即鼓励其饮水,若无咳嗽、咳痰、呛咳等不适,术后第一日即可进半流质饮食,以加快术后的恢复。

7. 术后按摩　术后的乳房按摩主要是希望保持假体与包膜间一定的腔隙,避免包膜挛缩挤压假体,导致变形。术后按摩通常推荐从术后 1 周开始,为更好地预防包膜挛缩,应该持续按摩 3~6 个月,每日 3 次,每次 30 min。手法:用一只手的手掌心正对乳头,另一只手托着乳房,交替上、下、内、外方向按压,每个方向 100 次,力度以患者自觉能忍受为度,在按压内侧和外侧时,力度不宜过大,以免假体移位。

第七章

内镜乳房外科手术的心理学研究特征

第一节 医学心理学概述

医学心理学（medical psychology）是研究心理现象与疾病关系的学科，是根据我国医学教育发展的需要而建立起来的新兴交叉学科。医学心理学是将心理学的理论、方法与技术应用到医疗实践中的产物，是医学与心理学结合的边缘学科。它既具有自然科学性质，又具有社会科学性质，包括基本理论、实际应用技术和客观实验等内容。医学心理学兼有心理学和医学的特点，它研究和解决人类在健康或患病以及二者相互转化过程中的一切心理问题，即研究心理因素在疾病病因、诊断、治疗和预防中的作用，如怎样克服过度焦虑，如何消除抑郁，医师与患者如何建立和谐的关系等。

现代医学心理学强调从整体上认识和掌握人类的健康和疾病问题，主张把人看作自然机体与社会实体相统一的存在物，是物质运动与精神活动相结合的统一体。人不仅是一个单纯的生物有机体，而且也是一个有思想、有感情、从事着劳动、过着社会生活的社会成员。人的身体和心理的健康与疾病，不仅与自身的躯体因素有关，而且也与人的心理活动和社会因素有密切的联系。临床实践和心理学研究证明，有害的物质因素能够引起人的躯体疾病与心理疾病，有害的心理因素也能引起人的身心疾病，例如药物、酒精及其他精神活性物质等；而良好的心理因素与积极的心理状态能够促进人的身心健康或作为身心疾病的治疗手段。

医学心理学不仅具有重要的理论意义，而且有着更大的实践意义。运用心理学的理论与方法探索心理因素对健康与疾病的作用方式、途径与机制，更全面地阐明人类躯体疾病与心理疾病的本质，协助医学揭示维护人类健康、战胜疾病的规律，寻找更全面、更有效的方法，对人类疾病进行诊断、治疗、护理与预防，提高医疗水平，促进人的身心健康。

第二节　内镜乳房外科心理学的研究对象及内容

一、内镜乳房外科心理学的概念

内镜乳房外科心理学研究乳房外科疾病的诊断、治疗、护理、预防中的心理学问题,为人的保健事业服务。它包括病理心理学、临床心理学、药理心理学、心理健康咨询学、心理治疗等分支。

二、内镜乳房外科心理学的研究对象

医学心理学主要研究人的健康与疾病相互转化过程中的心理现象及其活动规律,并应用心理学的理论和手段为医学提供诊断、治疗和预防的方法。内镜乳房外科心理学的研究对象主要是乳房外科学中的心理学问题,即研究心理因素在该类疾病病因、诊断、治疗和预防中的作用。

人的身体和心理的健康与疾病,不仅与自身的躯体因素有关,而且也与人的心理活动和社会因素有着密切联系。临床实践和心理学研究证明,有害的物质因素能够引起人的躯体疾病与心理疾病,有害的心理因素也能引起人的身心疾病。与此相反,物质因素(例如药物等)能够治疗人的身心疾病,而良好的心理因素与积极的心理状态能够促进人的身心健康或作为身心疾病的治疗手段。

三、内镜乳房外科心理学的研究内容

内镜乳房外科心理学的研究内容与医学心理学的研究内容相似,几乎所有医学领域都有医学心理学研究内容。概括起来,大致有以下几个方面:①研究心理行为的生物学和社会学基础及其在健康和疾病中的意义;②研究心身相互作用的规律和机制;③研究各类疾病过程中的心理行为变化及其影响;④研究情绪和个性等心理行为因素在健康保持和疾病发生、发展变化过程中的影响作用及其规律;⑤研究如何将心理学知识和技术应用于治病、防病和养生保健。

四、内镜乳房外科行为的社会心理学

社会心理学是研究个体和群体的社会心理现象的心理学分支。个体社会心理现象指受他人和群体制约的个人的思想、感情和行为,如人际知觉、人际吸引、社会促进和社会抑制、顺从等。群体社会心理现象指群体本身特有的心理特征,如群体凝聚力、社会心理气氛、群体决策等。社会心理学是心理学和社会学之间的一门边缘学科,受到两个学科的影响。在社会心理学内部一开始就存在着两种理论观点不同的研究方向,即所谓社会学方向的社

会心理学和心理学方向的社会心理学。对于解释社会心理现象的不同理论观点,并不妨碍社会心理学作为一门独立学科应具备的基本特点。

社会的发展与进步使社会心理因素对疾病产生越来越大的影响。随着科技的不断发展,医学模式正在由生物医学模式向生物 - 心理 - 社会医学模式转变,社会因素和心理因素对健康的影响受到越来越多的关注。人们已经普遍地认识到精神和躯体是人的生命系统中一个有机的整体,共同作用于个体的全部活动。

现代医学和心理学的研究证明,许多种疾病都能找到其致病的心理因素。心理因素指个体在心理活动中所产生的冲突、紧张、不良习惯和人格特征等。心理因素与人们熟知的病毒、细菌、遗传一样也能引起躯体疾病。那些社会心理因素在疾病的发生和发展中起主导作用的躯体疾病被称为身心疾病。

随着人们生活节奏的日益加快和竞争意识越来越强,身心疾病的患病率也逐年升高,严重威胁人类健康。临床上,许多疾病都受社会因素和患者心理活动的影响,单纯的药物治疗并不能取得很好的疗效。因此,要想正确地诊断和治疗患者,就要了解患者的心理因素以及造成这种心理改变的社会因素。

许多城市的乳腺癌病例对照研究发现,精神创伤、不幸生活事件、性格孤僻、抑郁、焦虑、易激怒、爱生气、负性生活事件和消极应对方式对乳腺癌的发病有促进作用。另外,有大量国内外文献通过回顾性和前瞻性研究支持经历过多的应激性生活事件及伴随的烦恼、焦虑、疲倦和抑郁情绪是乳腺癌发病的重要危险因素。

焦虑、抑郁情绪和性格特点、婚姻质量低、社会及心理与精神因素对女性乳腺癌发病的影响受到广泛的重视。众多资料表明,抑郁可以损害监视癌变的免疫系统,能使下丘脑 - 垂体 - 肾上腺轴(特别是糖皮质激素和褪黑素)的昼夜变化规律破坏。

在乳腺疾病的发病研究中,多种因素可以导致乳腺癌的发病。不管是疾病引起的心理问题还是心理问题引发的乳腺疾病,今后都是减少和降低生活事件致癌作用和危害程度的一种新途径。制定从根本上降低乳腺癌发病率的高效干预策略,也是一个包括生物学、流行病学、心理社会学、行为学和经济科学在内的多学科协同的模式。

第三节　乳房外科手术患者的心理学特点

一、心理学特点

女性形体应是优美的曲线,而乳房外形是女性形体美的重要组成部分。由于各种原因导致乳房发育不良、后天乳房萎缩、体积变小,或外伤、疾病造成乳房外形受损甚至缺失,都会给女性带来一定的精神烦恼和心理失衡。

1. 自卑心理　多存在于乳房先天性发育不良或其他原因造成的乳房缺陷的患者。此类患者长期处于压抑或自卑的心理状态,受环境影响,心理状态变化大且明显,有强烈的自卑感,情绪低沉,从而导致职业选择、婚姻、恋爱均受到不同程度的影响,不愿参加社交活动。

2. 担忧、畏惧心理　由于缺乏相关医学知识,从未接受过手术的患者很容易出现担忧和畏惧心理。有的人仅凭自己一知半解的医学和药理知识推断手术治疗效果,推断预后;有的人特别担心手术的副作用,担心概率为百分之几、千分之几的医疗差错或意外不幸降临自己身上。身体某部位稍有异常感觉便乱作猜测。另外,有的人还会担心因病而增加家庭经济负担,影响自己的前途等。

3. 期望值过高 患者希望通过整形外科手术达到最完美的效果。患者的期待心理是指向未来的美好想象的追求。他们寄托于医术高超的医师;寄托于护理工作的创新;寄托于新方、妙药的发明,幻想着医疗奇迹的出现。总之,就是期待着康复,期待着恢复原貌。

4. 心境及情绪不佳 心境是具有传染性的、比较微弱而持久的一种情绪状态。患者生了病,是一个不愉快的情绪刺激,容易形成不良的心境。心境不佳,就会看什么都不顺眼,听什么都心烦。基于这种心境,容易出现焦虑、激怒或消沉。所以有的患者动不动就生气、发脾气,甚至变得任性起来。患者的这种情绪反应,男性多表现为因为一点小事吵吵嚷嚷,女性则多表现为抑郁、哭泣。尤其当遇到病情变化,或做特殊检查,或准备手术时,情绪更易激惹,出现焦虑、恐惧、睡眠质量差、食欲缺乏。

5. 敏感的自尊心 人的价值感和自尊心是紧密联系在一起的。自尊和自强是完整人格的优良品质。人患了病,自我价值感必然受到挫伤,自尊心也会不同程度地受到伤害。这时患者较之往常更为敏感,点滴小事也要计较。如有的人被直呼其名,尤其被以床号代替姓名时,心里就会产生不舒服的感觉。

6. 疑虑重重 有些患者文化程度低,缺乏科学的生理、药理知识,往往以封建迷信和传说来理解自己生理功能的不正常现象。当病程和他自己预想的不一致时,便陷入胡思乱想之中,甚至惶惶不可终日。

7. 失助、自怜 这是一种无能为力、无可奈何、悲愤自怜的情绪状态。这种情绪状态往往发生在患有预后不良的疾病或面临生命危险的患者身上。它是由于心理应激的失控、自我价值感的丧失、自信心的降低而造成的,是一种消极的心理。在失助的心理状态下,患者往往出现自悲、自怜的情绪:"我为什么偏偏生这种病""老天爷为什么和我过不去"。由于绝望,患者有时无缘无故地大发脾气;有时表现为木僵,麻木不仁,好像大难来临似的;有时照镜子与自我告别,回首往事,留恋人生。

二、术前干预与辅导

入院后,患者因突然离开熟悉的环境和人群,来到陌生的医院病房,身边只有一两个家人或朋友陪伴,很容易产生孤独、焦虑和恐惧等不良情绪,短时间内难以平复;当患者被告知需要手术治疗时,第一反应就是害怕手术带来的疼痛,继而怀疑自己的病情很严重,还担心留下后遗症,影响今后的生活和工作,部分经济困难的患者还会因手术费而发愁;入住病房后,患者看到其他病友的手术创口,便更加害怕手术带来的痛苦了;在手术前,患者很担心为自己进行手术的医师技术不够高超、没有责任心或态度不好,造成手术带来的疼痛和并发症增加;在手术前一天,患者因焦虑而没有食欲、难以入眠。这些都是患者常见的术前表现。

手术前,医护人员应主动到病房访视患者,向患者介绍手术医师和手术室的环境、设施、麻醉方法,耐心解答患者提出的问题,消除患者的顾虑和紧张、焦虑的情绪。医护人员在与患者交流时,要仪表端庄,用语专业,树立威信,获得患者的信任,态度和蔼,保持微笑,增加与患者的亲近感。此外,严禁在病房内谈论患者的隐私,如有必要,可在医师办公室与患者交流。

三、心理反应

手术当日,患者的心理反应更明显。在等待手术时,患者会持续紧张、焦虑,同时由于不了解手术过程而使恐惧感不断增强。当被送往手术室时,恐惧感第一次呈爆发性增长,患者会找各种借口拖延,甚至因极度恐惧而情绪失控或精神恍惚。进入手术室后,由于患者本来就十分紧张,当看到手术室医护人员整理手术器械和药品,并对手术区皮肤进行消毒,感受到冰凉的消毒液时,恐惧感第二次呈爆发性增长,患者此时的紧张、焦虑及恐惧情绪不仅表现在心理上,严重者还可波及生理,出现全身发抖、面色苍白、四肢发冷和血压不稳等症状。手术当日是患者心理状态的极端阶段,如果不能及时疏导、安抚患者的情绪,很容易延误手术时间,甚至临时取消手术。

四、心理护理

手术当日,医护人员到病房接患者到手术室时,态度要和蔼,语言要简练,既不要与患者有过多的交谈,也不能对患者的问题充耳不闻、态度冷漠,应尽快将患者送到手术室。进入手术室后,医护人员应主动与患者交流,询问患者的需求,给患者以贴心、负责的印象。帮助患者转移到手术台上时,动作要柔和,避免过激动作刺激患者。对过度紧张的患者,医护人员可以握住患者的手,让患者做深呼吸。手术当日医护人员的全程陪伴可以使患者增加安全感、信任感和亲切感。

术后,医护人员要及时到病房访视患者,询问患者的主观感受,了解患者的精神状态,同时告知患者手术情况,让患者了解术后恢复期可能出现的不适症状及并发症。若患者已经出现不适症状,则应给予科学的解释和指导,尽快减轻患者的痛苦。

综上所述,乳房外科手术患者围手术期因环境改变和对疾病及手术的未知而产生孤独、紧张、焦虑和恐惧等不良情绪。医护人员在围手术期探访、陪伴、随访患者,安慰、鼓励、指导患者,可以有效疏导患者的心理,保证手术效果。

第四节　内镜乳房外科手术患者的心理卫生

一、心理卫生的概念

心理卫生也称为精神卫生,它是关于保护与增强人的心理健康的心理学原则与方法。心理卫生不仅能预防心理疾病的发生,而且可以培养人的性格,陶冶人的情操,促进人的心理健康。心理卫生是运用心理学的方法促进、维护并恢复心理健康的各种实践活动。心理卫生工作包括 4 个方面:一是开展心理矫治服务以恢复心理健康;二是开展心理健康教育以普及、维护心理保健知识；三是通过提高心理素质以预防心理问题；四是优化社会心理环境以减少不良心理刺激。

二、心理卫生的内容与意义

健康的心理状态和完整的社会适应能力与生理卫生是分不开的。由于心理和生理是互相影响的，心理不健康会给生理状态造成伤害。因此，讲求心理卫生在某种意义上说比生理卫生更为重要。人的心理如果不正常，一方面通过心理影响生理的途径，会危害人们的躯体健康，甚至造成疾病，特别是各种慢性病，如各种心身疾病；另一方面，一旦人们的心理陷入了反常状态(轻者形成神经官能症或人格障碍，重者形成各种精神病)，人的社会适应能力就会受到破坏，甚至无法进行正常的家庭和社会活动，从而给个人和家庭带来极大的苦恼和不幸，甚至给整个社会造成危害。心理卫生的任务是多方面的，而首要的任务多在青壮年时期，应防止严重损害社会劳动力的情况出现。精神病患者通常不能自理生活，在激动兴奋状态下还会毁物伤人或者自毁，破坏生产，影响社会。因此，增进人们的心理健康、防止精神病的产生是整个社会面临的任务之一。其次是制订培养和锻炼健康"人格"的心理卫生原则和措施。再次是根据人生各个不同年龄阶段(包括婴儿期、儿童期、少年期、青年期、中年期和老年期)的不同心理特点，制订保持各年龄阶段心理健康的一般心理卫生原则和方法。最后是制订人们在生活、工作和劳动的各领域中进行活动时所要注意的心理卫生的原则和措施。

三、心理卫生的基本原则

1. 树立正确的人生观　从青年时代起，人的自我意识开始成熟起来，能够进行自我估价、自我检查与自我督促，也能正确评价他人的行为。如果一个人树立了正确的世界观，就能对社会、对人生有正确的认识，就能科学地分析周围发生的事情。保证心理反应的适度，防止心理反应的失常。

2. 防止与克服心理冲突　主观的要求与客观的限制可能会引起强烈的心理冲突或持续的心理冲突，在一定的条件下，能够造成心理疾病。人在生活、学习与工作中，不可避免地要经常发生心理矛盾，但是要控制其强度不宜过猛，持续时间不宜过长。有了心理冲突，要设法正确解决，不能消极对待。

3. 参加有益的集体活动　一个人如果经常与集体隔离，不与人交往，容易形成孤独的性格，往往心情抑郁或孤芳自赏，影响心理健康；一个人如果经常参加有益的集体活动，进行正常而友好的交往，可消除忧愁，心胸宽畅，心情振奋，精神愉快。

4. 要有自知之明　要了解自己的长处与短处，了解自己的身体健康与心理健康的状况。经常用心理健康的标准来衡量自己的行为，促进心理健康。要根据自己的智力等情况量力而行，切不可设置经过努力而无法达到的目标，否则容易受到挫折，产生心理冲突，使情绪不安，影响心理健康。

此外，要保持健康的身体，有规律地生活，戒除不良嗜好，保持乐观的情绪等，这些都是心理卫生的原则。

第八章

内镜乳房外科手术基本操作要求

第一节　乳房外科手术患者体位

一、手术体位的概念

手术体位是指患者术中的卧位,是根据手术部位及手术方式决定的。手术体位包括患者的体位、体位垫(架)的正确使用、手术床的操纵。正确的手术体位可获得良好的手术视野显露,防止神经、肢体等意外损伤的发生,缩短手术时间。手术体位由巡回护士和手术医师共同摆放。

二、体位摆放的原则

①保证患者的舒适与安全;②顺应患者的呼吸与循环;③不过度牵拉肢体,防止神经、肌肉损伤;④保护受压部位,防止体位不当所致的并发症;⑤妥善固定,防止术中移动;⑥充分显露手术视野,便于手术操作;⑦保护患者的隐私和尊严,不过度暴露患者的身体;⑧体位摆放完成、变化、恢复时应进行复查,保证患者的安全。

三、体位摆放的注意事项

①执行体位摆放的原则;②体位摆放前再次查对手术部位,特别是左、右侧手术;③手术之前对患者进行准确评估;④麻醉后进行体位的摆放,摆放时麻醉医师应在场,并密切监测患者的生命体征;⑤手术体位由巡回护士和手术医师共同摆放;⑥体位摆放过程中不过度暴露患者,并注意保暖;⑦体位摆放时,动作应轻柔,避免拖、拉、拽等动作;⑧根据病情,对受压部位采取防压疮措施;⑨体位摆放完成后应由术者证实其正确性。

四、体位摆放的评价标准

①患者安全、舒适;②患者无体位暴露不良,便于医师操作;③无呼吸困难、循环障碍;④全身皮肤完好,无压疮、灼烧等皮肤损害;⑤肢体无肿胀、麻木等症状;⑥全身关节活动自如,无功能性损害。

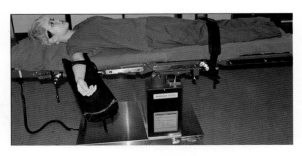

图 8-1   隆乳术手术体位
充分暴露手术切口,固定牢靠,保持患者舒适

隆乳术手术体位多样,主要根据所做手术种类及术者的习惯而定。常用的手术体位有仰卧位、侧卧位、截石位。内镜隆乳术时,患者需要采取的体位为仰卧位,双上肢外展90°,并固定上肢,使手术视野显露清楚(图8-1)。

第二节 内镜乳房外科手术视野显露技术

手术视野显露清楚是内镜手术的第一必要条件。如手术视野显露不好,则容易发生意外损伤。手术视野的显露离不开内镜设备及器械的准备、切口的选择、术者与助手配合持镜及操作、视腔的形成、内镜的选择、手术器械的牵拉或推挤。做好这些,内镜隆乳术可获良好的手术视野显露。

一、内镜设备及器械的准备

手术开始前,由手术器械护士和助手进行设备及器械的准备。

1. 器械摆放和调整内镜车   内镜车应摆放在术者及其助手可以清晰地看到的位置。一般情况下,内镜车、显示器、手术视野、医师视野应该在一个方向上,方便医师的手眼配合手术操作(图8-2、图8-3)。

2. 内镜设备的连接及检查   首先检查各线路连接是否正确,包括内镜、光导线、电凝器、电源线等。连接后打开电源开关,检查光源有无输出、显示器是否正常显示、电凝有无热反应等(图8-4)。

3. 手术器械的准备   将所需内镜置于套管内适合位置并固定。寒冷季节将镜头浸泡在温水里预加热,以减少温差,避免雾气形成。应注意保护摄像头(目镜),避免污染及损伤。物镜镜头应使用聚维酮碘纱布轻轻擦拭至清晰。将摄像头与内镜

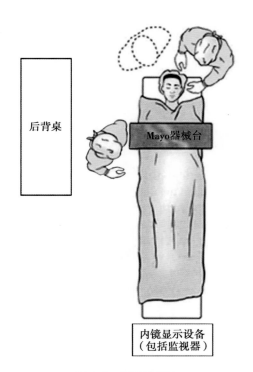

图 8-2   摆放内镜车

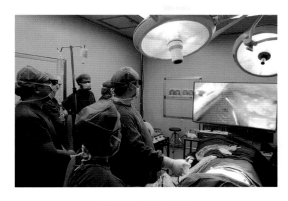

图 8-3　器械摆放
内镜车、显示器、手术视野、医师视野应该在一个方向上

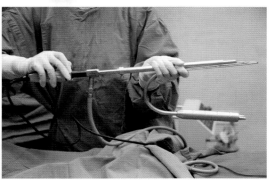

图 8-4　内镜设备的连接及检查

相连接,电钩与电源相连接。

4. 内镜设备的调试　打开显示器,调试摄像头,显示器上会出现相应的图像,如果没有图像,应及时检查电源及各连接线及插口是否连接准确。将内镜对准一块干净的白色纱布,按下摄像机上的白平衡按钮,调整白平衡,至图像基本清晰,再使用摄像头上的微调按钮,调整图像至最佳清晰度(图 8-5)。

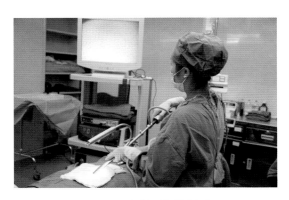

图 8-5　内镜设备的调试

二、切口的选择

硅凝胶假体植入的手术切口有许多可供选择,常用的有乳房下皱襞切口、乳晕下切口以及腋下切口等。假体植入的部位也有乳房后间隙、胸大肌下间隙等不同选择。因为 3D 内镜隆乳术手术器械的特殊性,一般选择腋下入路,方便视腔的建立和器械的操作,且腋下入路具有切口隐藏在腋窝的优点(图 8-6)。

三、术者持镜及操作

与普通外科等内镜手术不同,内镜整

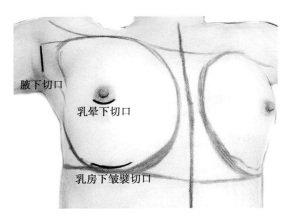

图 8-6　假体植入的手术切口位置

形外科手术多为单一切口,如隆乳术、隆鼻术等,少数为多切口,如面部除皱等。单一切口时,由于切口局限,术者只能一手持镜,一手进行操作,即单手操作,只能做分离、切割等动作,无法进行缝合或吻合。多切口手术时,术者可以在助手配合下进行组织的提升、出血的

缝合及结扎等(图8-7)。

四、视腔的形成

视腔可以是本身就存在的潜在腔隙或者剥离产生的腔隙等多种形式。在有些部位,视腔是本身就存在的,而在另外的部位,需要手术剥离形成。整形外科的视腔属于典型的组织剥离产生。根据不同的解剖特点,在不同的组织层面进行剥离造穴。使用专门的暴露装置可以很容易进行剥离。

外科和妇科的内镜手术多利用生理的

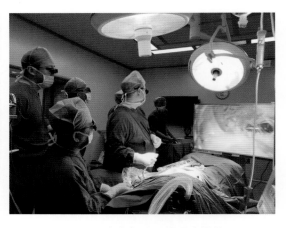

图 8-7   术者与助手的配合操作

腔隙作为手术视腔,如腹腔或盆腔等。手术操作空间较大,手术部位易于暴露。内镜整形手术一般没有生理腔隙可以利用,需要通过手术造成一定的腔隙作为视腔进行,相比之下手术操作难度增加。保持视腔需要术者或助手持拉钩提拉。在内镜整形手术中,内镜和拉钩往往是固定在一起的,可以保持一致的运动和共同的视野,如隆乳术、除皱术视腔的剥离(图8-8、图8-9)。

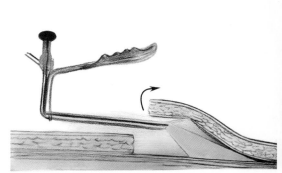

图 8-8   视腔示意图

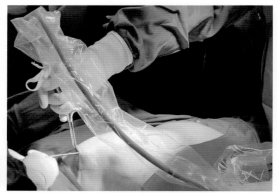

图 8-9   隆乳术腋下切口剥离形成视腔

五、内镜的选择

视腔形成后,先插入普通"S"拉钩或乳房拉钩,提拉肌肉及软组织,再小心地置入内镜套管拉钩及内镜,注意尽量避免镜头污染。必要时,可取出内镜擦拭或通过导管用无菌盐水冲洗,以保持镜头清洁。

内镜置入后,需调整至合适视野。内镜手术的视野可以通过内镜的前后移动及左右旋转来完成。前移内镜视野会缩小,后退内镜视野会扩大。30°内镜较常用,但很难看到视腔顶部。0°内镜视野相对较小。内镜与拉钩分开可以获得更大的视野,但在单一切口手术中,由于切口狭小,操作难度较大。

隆乳术通常采用更大的 10 mm 30°内镜（图 8-10），大口径内镜可以增加大视腔的透光量，且不容易在操作过程中被损坏。手术过程中，医师一手操作手持内镜电钩，另一手持内镜抓持器，内镜抓持器用来抵住腔隙上方组织给予张力，方便操作手剥离（图 8-11）。

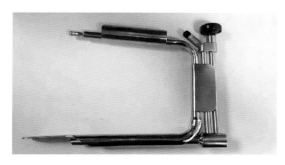

图 8-10　L 型拉钩，10 mm 30°内镜

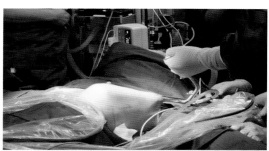

图 8-11　内镜的置入

六、手术器械的牵拉或推挤

内镜乳房外科手术过程中常常需要术者用手术器械牵拉或推压一些手术视野附近的脂肪、肌肉组织，使手术视野显露良好。

牵引器的形态和功能各异，有推挡和扒拉两种。一般情况下，内镜手术的手术器械

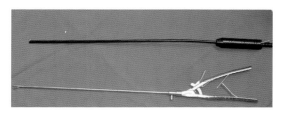

图 8-12　剥离用的电钩和钝头的抓钳

多尖细、小巧，且为远距离操作，用力不易掌握。如稍有不慎，易发生脏器穿孔，故操作时应当轻、小心。在推压、牵引时，应使用钝头无损伤抓钳、扇形拉钩或剥离棒，不能使用尖锐的器械。实质性器官以推压为主，不宜钳夹。一些慢性炎症明显的中空脏器，其壁甚厚，一般抓钳较短小难以抓住，这种情况下可使用带牙的大抓钳，只要用力适当，一般不会造成脏器穿孔。一般情况下，改变体位加上器械的推压、牵拉，都可使手术视野显露清楚。

在隆乳术或者浆细胞性乳腺炎根治术中，一般左手持钝头的抓钳就能达到牵拉或推挤组织的目的（图 8-12）。

第三节　内镜乳房外科手术的各项基本操作技术

一、分离技术

内镜乳房外科手术中分离技术是最基本的操作之一。内镜手术中主要通过分离把欲切除的病变组织与周围正常组织分开，然后切除病变。在 3D 数字化内镜隆乳术中，主要通过在乳房后间隙和胸大肌下间隙进行充分剥离，为假体植入创造良好的空间。

内镜乳房外科手术常用的分离技术有钝性分离、电凝分离、水分离、超声刀分离 4 种。

(一)钝性分离

钝性分离包括手指分离、分离钳分离和剥离子分离。

1. 手指分离　主要用于在切口切开后对腋下组织、乳房后间隙和胸大肌下间隙的组织进行钝性剥离,制造出初步的腔隙,为置入内镜设备做准备。

2. 分离钳分离和剥离子分离　主要用于对假体植入腔隙的分离。在使用 3D 内镜设备电凝分离完大体的组织间隙后,需要使用剥离子对分离好的间隙进行圆润剥离,以便给植入后的假体提供较好的活动空间。

(二)电凝分离

在内镜下分离组织的同时,要解决止血问题,因此电凝分离最为常用(图 8-13)。

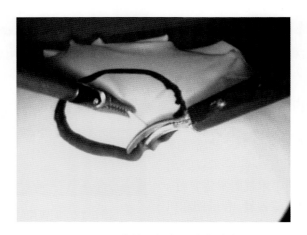

图 8-13　内镜下切割及分离技术

1. 电凝分离器的种类　用电凝分离器进行组织分离,主要有电钩、电铲、电剪和电分离钳的分离,3D 数字化隆乳术中以电钩分离最方便、最灵活和容易掌握。使用电钩,可通过钩、挑、压、推、拨等动作有效地分离腔隙,并可以对术中发现的出血点进行直视下止血,减少术后包膜挛缩发生的概率。电凝分离还可用于离断胸大肌形成双平面隆乳术中。

2. 电凝分离的注意事项　由于电凝分离会产生电热效应,容易损伤组织,为了避免危险,应注意下列几点。

(1)确认组织无误方可通电:应在电视荧屏的监视下,确认组织无误后,方可通电。

(2)短时通电:一次通电时间不可过长,以防强热灼伤周围组织。

(3)电凝分离器力度宜适当:分离组织用力要适当,避免用力过度致电钩弹跳而伤及周围组织。

(4)慎用电凝分离的部位:在靠近大血管的部位,要慎用电凝分离,尤其在分离到胸廓内动脉的分支附近时,更应注意对其进行保护。

(5)小心钳夹导电:对已上钳夹的管道组织,慎用电凝分离,因钳夹能导电,会灼伤组织。

(6)结构不清部位不使用:解剖结构不清的组织,最好不用电凝分离,以免发生意外损伤。

在内镜乳房外科手术中,最常用的是电凝分离,通常运用电钩分离(图 8-14),因其最方便、最灵活和容易掌握。使用电钩可通过钩、挑、压、推、拨等动作,有效地分离胸大肌与胸小肌之间的疏松结缔组织,或者是胸大肌与乳腺之间的组织。用电剪分离,可先电凝,再剪开或剪断组织,使止血和分离同时完成。包膜挛缩的松解也可以运用电凝分离,使包膜得到广泛松解,使变硬、变形的乳房轮廓得以恢复。

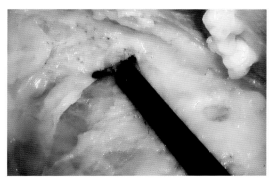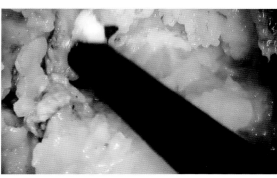

图 8-14　电钩的电凝分离

(三)水分离

在内镜手术中,已经普遍使用高压水流分离。已有报道,高压水流分离可使用在以下两个方面:①用于分离疏松组织,特别是有水肿的组织,如急性胆囊炎时胆囊与肝床之间的分离;②内镜治疗乳腺癌腋窝清扫时用高压水流冲出脂肪组织,保留血管组织和神经组织,使二者便于分别处理。此外,在欲分离的组织之间注入肾上腺素盐水的方法仍在沿用。与内镜手术不同,在 3D 内镜隆乳术中,水分离主要用于对乳房后间隙和胸大肌下间隙的膨胀分离,同时还有水降温的作用。

(四)超声刀分离

在分离组织的时候,由于超声刀不同于一般电刀,它的热损伤很轻,可以在活体组织附近进行分离,烟雾少,视野清晰;瘢痕少,易于愈合;无电流通过患者身体,因而比较安全。超声刀有多种刀刃和功能,使用方便。一般情况下,超声刀尖端有 3 种刀刃,可旋转更换,锐刃用于快速切开,钝刃用于止血切开,平面用于大血管的凝固。

在使用超声刀分离时,与一般电刀切割分离一样,需要被切割的组织保持一定的张力,否则效果不好。而超声刀的一叶为超声刀头,另一叶可以托住组织,两叶夹紧后超声刀可以充分发挥作用。超声刀的操作面积大,故其对游离或疏松的组织进行分离切割容易,而对粘连紧密的组织则分离切割较难;凡是被超声刀夹住的组织,在启动之后皆可被凝固切割。但如操作不准确,也可造成内脏损伤,发生穿孔或出血。在 3D 内镜隆乳术中,超声刀是一种比较好的选择,对分离疏松的筋膜组织具有良好的效果。但由于经济和场所的限制,超声刀在 3D 内镜隆乳术中的应用还有诸多限制。

二、止血技术

任何手术都可能有出血,大量出血可危及患者生命,少量出血可使手术视野显露不清。内镜乳房外科手术的进腔隙通路有限,手术视野较小,只有在无血的情况下才能看清楚手术视野。如出血较多,不但影响手术视野和操作,而且处理也较困难。因此,在内镜手术中要预防出血和及时止血。预防的方法有手术解剖层次清楚和看到小的血管先凝固后剪断、大血管则先夹闭后切断。

电凝止血是内镜乳房外科最常用的止血方法,常应用在以下情况。

1. 钩状电凝器在分离组织时边电凝边切割。这种情况适用于血管细、出血少的组织分离和电凝止血。

2. 在分离的创面有片状渗血,可用铲状电凝器止血。铲状电凝器接触面广,对渗血止血效果好。新型的电凝器上有喷洒装置。喷洒电凝的优点是不接触组织,不易形成焦痂,也不易因焦痂脱落而再出血,其效果与氩气刀的凝血相似。

3. 创面有点状出血或组织的深部止血,可先用尖分离钳夹住出血点,然后电凝,常可收到良好的止血效果。

4. 血管凝固止血,电凝方法不能使大血管凝固止血,一些小血管可用电凝止血。或作为夹闭的补充,如胆囊动脉的近端用钛夹夹闭,胆囊侧则可用电凝止血和切断。如此可防止胆囊的存血外溢。电凝止血仅适用小血管的出血和渗血,且产生较多烟雾,影响视野的清晰,排除烟雾又要延长手术时间。笔者发明的具有吸引装备的电钩可以很好地解决术中烟雾较多、影响视野清晰的问题。

三、缝合技术

自从使用内镜技术进行胆管手术和胃肠手术之后,缝合技术有了显著的发展(图8-15)。缝合技术的用具有针持、缝针和缝线。

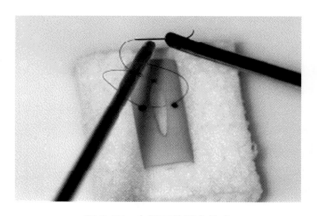

图 8-15　内镜下的缝合技术

初期的针持前端有弯、直两种。二叶的咬合面形似开腹手术用血管钳,其便于打结,但夹针不牢。以后又有筒槽样针持,夹针较牢,但夹线打结不方便。最近生产的针持咬合面已改为与开腹手术所用针持相似的咬合面,且两叶变长,夹针较之前牢固。

内镜手术所用的缝针最好是缝针尾部固定尼龙线,这种线不易脱落,有一定弹性,不易彼此粘在一起,质地结实,可耐受牵拉,打结也较丝线方便。

缝合操作最好由双手进行。术者右手拿夹好针线的针持,左手钳拉组织缘,帮助缝合和拔针,其缝合方法与开腹手术相同。缝合后,可以根据需要在体内或体外打滑结或外科结,也可以根据需要做间断缝合或连续缝合。其缝合术式与开腹手术相同。

四、手术吸引技术

在内镜手术中,手术视野和体内的积血和积液应吸出,术毕应认真冲洗手术部位,并彻底吸出冲洗液,其意义为:

1. 保持手术视野清晰　由于积血和积液会影响手术视野的清晰度,不利于手术操作,因此必须及时冲洗,吸出积血和积液,以保持手术视野的清晰。

2. 防止操作腔内感染　术中及时吸出被污染的积液,避免积液流向他处,并减少污染在腹内的停留时间,可防止感染的发生。

3. 减少并发症的发生　术毕彻底洗净积血和积液,并反复冲洗手术部位,彻底吸出冲洗液,可防止术后腹腔内继发性感染,减少并发症的发生。

五、放置引流和伤口处理技术

(一)内镜乳房外科手术的放置引流技术

内镜乳房外科手术不需常规放置引流,只在以下情况放置引流:①术中渗血较多,止血不甚满意;②乳房修复术中解剖不清楚,可能有误伤或变异解剖组织损伤。

置管方法:事先估计引流管置入腹腔内的长度,剪好侧孔。引流管一般在手术结束前放置,置管位置一般在术区最低点,以便充分引流出术后渗血和渗液。

(二)内镜乳房外科手术的伤口处理技术

常规在手术操作完成后关闭腋下切口,对皮下和皮肤组织进行间断缝合,不做筋膜层的缝合,以免影响术后肩关节活动范围。内镜乳房外科患者伤口感染比较少见,若有感染,应及时切开引流,并取净线头,愈合多无问题。

第九章

麻醉的并发症及处理

第一节 麻醉过程中的意外预防

1. 加强麻醉科科室管理及质量监控。定期组织学习《医疗事故处理条例》等卫生行政法规,学习麻醉意外与并发症的预防及处理规范和流程;严格执行《麻醉科各项规章制度》;麻醉药品、麻醉机、监护仪及麻醉记录单由专人管理;定期检查、反馈、总结,有改进措施;组织麻醉意外和并发症专题讨论,定期自查、分析、整改。

2. 加强麻醉科科室人员的业务培训。制订住院医师阶段性培训计划,并由专人负责对其进行阶段性考核;定期组织业务学习及新知识介绍;不定期地进行新技术、新设备操作演示;鼓励麻醉医师参加业务学习及进修,特别是针对隆乳术麻醉的特别培训,提高自身的职业素质及职业技能。

3. 麻醉医师必须加强术前访视,向患者做好解释工作,制订适宜的麻醉方案,对疑难病例,应请示上级医师和科主任。

4. 麻醉操作前检查麻醉机及监护仪等设备的工作状况,对接受任何麻醉(包括局部麻醉和硬膜外麻醉等)的患者,在麻醉前应做好全身麻醉的准备,备好气管内插管器械及相应的抢救药物;急救物资随时处于备用状态。

5. 严密观察患者各项生命体征的变化,并在短时间内做出正确判断和处理;坚持查对制度,所有麻醉中用药应做标记。抽药后的空安瓿瓶应保留至患者离开手术室前,以便核对;一经施行麻醉,麻醉医师不能离开患者。根据具体情况选择麻醉药物及剂量,不得超范围、超剂量用药;严格执行麻醉操作常规,各项预防措施应落实到位。对住院医师、实习医师及进修医师放手不放眼,疑难重症由主治医师操作。

6. 静脉 - 吸入复合麻醉(简称静吸复合麻醉)时,应提前准备麻醉诱导药物,适当固定患者松动的牙齿,诱导前适度补液,注意注药速度和患者的通气状况,避免血压剧烈波动和通气不足。气管内插管时,要有良好的肌松,操作轻柔,避免不必要的损伤。术中密切观察患者的生命体征变化,如发现异常,应及时与手术医师联系,排除手术操作干扰的可能,维持患者生命体征平稳。当遇到难以处理的病情时,必须请示上级医师,严格执行三级医师负责制。

7. 施行椎管内麻醉,在术前访视时即应排除穿刺部位感染的可能。穿刺时动作宜轻柔,注意进针速度和层次突破感。术后随访时注意询问患者是否有感觉或运动异常。当药物注入椎管后,即刻调控麻醉平面。适当补液,防止低血压、心动过缓、恶心、呕吐及寒战的发生,注意面罩供氧。连续硬膜外麻醉、脊椎麻醉(俗称腰麻)出现意外不能顺利完成手术时,改全身麻醉或择期手术。

8. 神经阻滞时操作宜轻柔,定位准确,必要时可使用神经阻滞定位仪或在 B 超引导下定位。注药前回抽,明确无血后方可注药,防止麻醉药误入血管引起中毒。一旦患者出现口唇麻木、惊厥等征象时,应予面罩吸氧,同时准备全身麻醉下气管内插管。

9. 局部麻醉药一次用药量不超过限量,注药前先回抽有无血液,避免误入血管。如无禁忌,药液中加入少量肾上腺素。麻醉前可适量使用地西泮或巴比妥类药物。药物配制要准确,用药前应严格查对。

10. 术毕患者呼吸、循环稳定才能送回病房,呼吸交换好、反射恢复并清醒才能拔除气管导管。

11. 其他:①对有严重合并症的患者,术前应向其详细交代麻醉和手术的危险性,使家属有一定的思想准备;②注意服务态度,做好解释工作;③在问题性质未弄清之前,不可凭个人推测,同时做好医疗保护工作;④发生问题时,应以医院和患者的利益为根本,麻醉科与外科共同协商解决,不可相互推卸责任;⑤接到会诊单时,应尽快会诊,急会诊应在接到通知后 15 分钟内到现场。

第二节　麻醉过程中的意外处理措施

1. 局部麻醉药毒性反应
(1)停止应用局部麻醉药。
(2)面罩吸氧,必要时气管内插管控制呼吸,以保证氧供。
(3)用苯二氮䓬类等药物(如咪达唑仑等)或肌肉松弛药以控制惊厥。
(4)应用升压药、抗心律失常药等支持循环功能。
(5)如患者呼吸、心搏停止,则按心肺脑复苏处理。
2. 高平面蛛网膜下腔或硬膜外阻滞及全脊椎麻醉
(1)停止应用局部麻醉药。
(2)面罩吸氧,必要时行气管内插管控制呼吸。
(3)快速补充血容量。
(4)应用升压药等维持血压、心率和心律的稳定。
(5)如患者呼吸、心搏停止,则按心肺脑复苏处理。
3. 全脊椎麻醉后头痛
(1)去枕平卧。
(2)对症治疗:口服止痛药(如非甾体抗炎药)。
(3)静脉滴注 0.45% 低渗盐水 1 L/d,鼓励患者多饮水或含咖啡因成分的饮料。

(4)静脉用安钠咖(苯甲酸钠咖啡因)250~500 mg。

(5)严重者或使用上述方法效果不明显时,可用硬膜外腔填塞法,即在硬膜外腔注射生理盐水或自体血。

4. 硬膜间隙血肿和截瘫　尽早行硬膜外腔穿刺,抽出血液,必要时行椎板切开,清除血肿。

5. 蛛网膜下腔或硬膜外腔感染或脓肿

(1)全身抗感染治疗。

(2)对症治疗:如发热需降温,头痛用止痛药等。

(3)局部脓肿需引流。

6. 神经、脊髓损伤

(1)退出穿刺针等,避免进一步损伤。

(2)辅助应用神经营养药。

(3)进行锻炼,促进神经功能恢复。

7. 与全身麻醉有关的意外并发症

(1)与气管内插管操作有关的各种损伤

1)有些损伤无须处理,如口唇损伤、黏膜损伤出血。如出血不止,则可局部压迫止血,必要时用含肾上腺素的棉球或小纱布压迫止血。

2)如操作中牙齿脱落,应立即取出,防止牙齿滑入气管或食管。

3)如声带损伤和声门水肿,可用糖皮质激素、雾化吸入等。

(2)呼吸暂停

1)立即经面罩人工呼吸,有上呼吸道梗阻者可置入中咽通气道。

2)如无效,可插入喉罩,施行人工呼吸。

3)必要时可在肌肉松弛药辅助下插入气管导管人工呼吸。

(3)上呼吸道梗阻

1)托起下颌,将患者头偏向一侧,适用于舌下坠而引起的上呼吸道梗阻。

2)置口咽或鼻咽通气道。

3)如无效,插入合适的喉罩,必要时气管内插管,人工呼吸。

4)如因喉痉挛引起上呼吸道梗阻,或由反流物引起,应立即用肌肉松弛药,气管内插管,人工呼吸。

(4)误吸综合征

1)立即将患者头偏向一侧,充分吸引中咽部胃液和食物残渣等。

2)气管内插管后立即气管内吸引,在纤维支气管镜下吸引和冲洗。

3)应用大剂量糖皮质激素。

4)应用大剂量抗生素。

5)呼吸支持。

(5)气管导管插入食管或插入一侧支气管

1)如导管插入一侧支气管过深,应将导管退至总气管,并听诊确定。

2)如导管插入胃,应退出,面罩吸氧,人工呼吸后,再次插管并确定。

3)吸出胃内气体。

(6)心搏停止:按心肺脑复苏进行处理。

第十章

乳房基础解剖与美学特点

第一节　乳房基础解剖

一、位置及结构

女性乳房位于上胸部,由乳房的皮肤、乳腺、筋膜、韧带、乳头乳晕复合体组成。乳房基本上以锁骨中线为轴,位于第 2~7 肋间隙,下皱襞位于第 5~7 肋间隙。中国女性乳房体积(容积)一般在 200~350 ml,以圆锥形或半球形乳房最具美感。两乳房间的谷区称为乳沟。乳房的上 2/3 部分位于胸大肌及前锯肌筋膜表面,下 1/3 部分位于腹直肌、腹外斜肌腱膜表面。

乳房皮肤除乳晕处较薄外,其他部分是接近腋窝处皮肤最薄。

乳腺由胸部浅筋膜的浅、深两层所分隔并包绕。腺体组织的实际范围比它在胸壁上肉眼所见范围要大,上部可起自锁骨与肋骨联合处,外侧可超过腋筋膜到达背阔肌前缘,内侧呈弧形至胸骨中线,下部即乳房下皱襞。不同个体乳房体积差异较大,但同一个体两侧乳房体积差别一般在 50 ml 以内(但也有例外)。

乳头直径一般为 0.8~1.2 cm,乳头有 15~20 个乳腺导管开口。乳头的正常位置有多种不同的确定方法。通常取站立位测量为准,胸骨上切迹至乳头的距离一般为 18~24 cm,平卧位时可增长 2~3 cm;乳头间距平均为 18~24 cm,平卧位时因乳房外展而明显延长;胸骨中线至乳头距离为 9~12 cm;乳房下皱襞至乳头的距离为 5~7 cm,平均为 6 cm。胸骨上切迹与双侧乳头之间可大致形成一个等边三角形,并以此作为最美定位标准。

乳晕直径一般为 3.0~4.5 cm。乳晕直径可以达到 6~8 cm 或以上,这就属于乳晕过大需要缩小的情况。乳晕皮肤一般呈棕褐色,其间有许多小圆形凸起,为乳晕腺。大部分乳晕腺体为皮脂腺和顶泌汗腺。因乳头和乳晕的血供来源、神经支配相同,在临床上常被合称为乳头乳晕复合体。

乳腺小叶是乳腺的基本功能单位,每个小叶又由 10~100 个末端导管的扩大部分(称为腺泡)所构成。20~40个乳腺小叶汇合形成大的导管,最终形成乳腺导管。15~20个乳腺导管在乳晕区形成乳腺窦,后者以输乳孔开口于乳头。

乳房的实质组织包括结缔组织、血管、神经和淋巴组织。乳房的纤维结缔组织从乳腺小叶表面到乳房前面浅筋膜的浅层,构成乳房悬韧带,即库珀韧带(Cooper ligament)。除乳房悬韧带外,乳房内部还可见致密的横向、纵向纤维隔,与乳房悬韧带一起,起着对乳房的悬吊作用。

二、血液供应

乳房的血液供应(图 10-1)主要来自胸廓内动脉的肋间穿支、胸外侧动脉、胸肩峰动脉的胸肌支、肋间动脉的外侧穿支以及肩胛下动脉的分支等,这些动脉在乳房内相互吻合形成血管网。乳房内侧及中央部分的血液供应主要来自胸廓内动脉的肋间穿支。该动脉的第1~4肋间穿支在胸骨旁穿过肋间隙,于胸骨外缘穿出胸大肌附着部,进入乳房的内侧缘,提供乳房50%以上的血液供应。胸外侧动脉是来自腋动脉的分支,在胸外侧壁下降到胸小肌及前锯肌表面。该动脉的乳房分支与肋间动脉的外侧穿支提供乳房外侧的血液供应,是乳房血供的第二个重要来源。胸肩峰动脉的胸肌支在胸大肌、胸小肌间下降,穿过胸大肌筋膜到乳腺的分支,成为乳房来自后面的血液供应,在剥离胸大肌下间隙外侧时,应注意避免损伤该动脉。乳房的回流静脉往往与动脉伴行。当乳房肥大时,乳房的动、静脉也相应地增粗,其直径可达 5~6 mm。静脉分别回流至奇静脉、半奇静脉和腋静脉。乳头乳晕复合体的血供分别来自胸廓内动脉和胸外侧动脉。内侧及上方来自胸廓内动脉,外侧及下方来自胸外侧动脉。

乳房的上述血液供应在真皮下、乳腺内及乳腺后形成三层血管网。这是在乳房缩小整形和乳房下垂矫正手术中虽然有多种切口设计及皮瓣、乳腺瓣的形成、转移,而不易于造成乳房组织坏死的原因。在各类乳房的美容手术中,应至少保留一个层次以上的血管网的完整性,否则应分期手术,以保证患者安全。

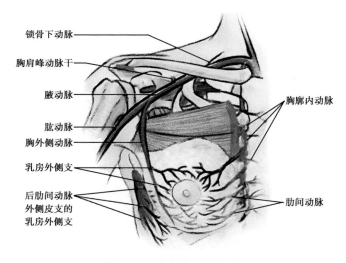

图 10-1　乳房的血液供应

三、神经支配

第 2~7 肋间神经的外侧分支为乳房的主要支配神经。乳房中部及乳头乳晕复合体的神经支配来自第 3~5 肋间神经的前内侧支及前外侧支。乳房的内侧及下方由第 2~6 肋间神经所支配。保护肋间神经向乳头乳晕复合体的分支不受伤害是保持其良好感觉的重要途径，至少应保持其中的一个分支完好。肋间神经在胸大肌覆盖范围以外部分较表浅，在分离腔隙时应注意避免损伤（图 10-2）。

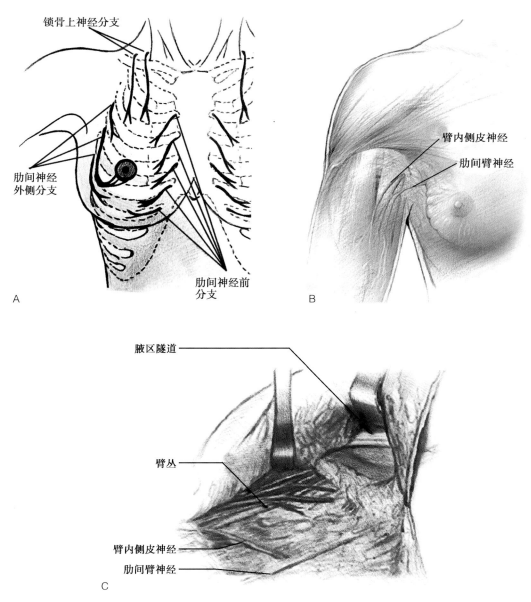

图 10-2　乳房的神经支配

四、淋巴回流

乳房的淋巴回流有以下 4 个途径。

(1)约 75% 的淋巴沿胸大肌外缘流向腋淋巴结,继而到达锁骨下淋巴结,这是最主要的淋巴回流途径。

(2)约 25% 的淋巴沿肋间隙流向胸骨旁淋巴结,继而直接经胸前导管或右淋巴导管进入静脉。

(3)乳房深部淋巴管网还沿着腹直肌鞘和肝镰状韧带通向横膈和肝。

(4)乳房皮肤淋巴网与胸壁、颈部、腹壁的皮肤淋巴网有广泛的联系。因此,一侧乳房的淋巴不仅可流向对侧乳房,还可流向对侧腋窝,甚至两侧腹股沟的淋巴结(图 10-3)。

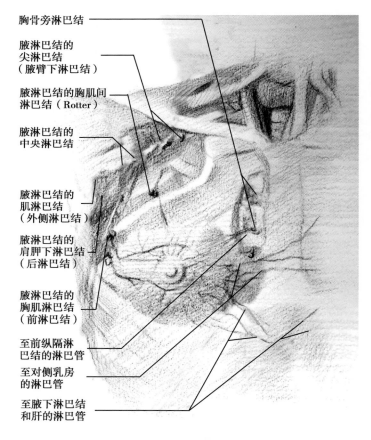

胸骨旁淋巴结

腋淋巴结的
尖淋巴结
(腋臂下淋巴结)

腋淋巴结的胸肌间
淋巴结(Rotter)

腋淋巴结的
中央淋巴结

腋淋巴结的
肌淋巴结
(外侧淋巴结)

腋淋巴结的
肩胛下淋巴结
(后淋巴结)

腋淋巴结的
胸肌淋巴结
(前淋巴结)

至前纵隔淋
巴结的淋巴管

至对侧乳房
的淋巴管

至腋下淋巴结
和肝的淋巴管

图 10-3 乳房淋巴组织示意图

五、腋区的重要解剖

因内镜隆乳术都是采用腋下切口,所以腋区解剖尤为重要。

图 10-2C 显示的是右侧腋区的解剖结构,拉钩暴露胸大肌外侧缘,其下方正是腋下入路操作的腋区隧道。腋下动、静脉和臂丛神经与腋区隧道邻近,位于隧道的上方、深面。肋间臂神经和臂内侧皮神经向上臂走行,经过腋区隧道后方的腋下脂肪垫表面。肋间臂神经和臂内侧皮神经的位置邻近腋下入路的通道,提示术者在进行腋下入路通道剥离时,无论是通向乳房后间隙还是胸大肌下间隙,都应该避免进入腋窝脂肪垫,保持在腋窝脂肪垫的前方进行操作。

腋下动、静脉和臂丛神经邻近腋区通道,所以在分离通道时需要注意避免过度外展手臂,避免腋下动、静脉和臂丛神经的过度牵拉。

第二节　乳房美学特点

乳房是女性的第二性征,也是评价女性美的重要条件。一对丰满、匀称、富有弹性、外形挺拔的乳房不仅能够体现女性的形体美,还增添了性感魅力。评估乳房,一般要重点考虑以下几个因素:外形、大小、挺拔程度、位置、两乳间的间距大小、乳头的大小和乳晕的面积及颜色。

近年来,女性越来越多地关注自己的乳房。健康女性的乳房不仅要有质感,而且要有量感,这样才能体现女性形体美。根据外形,可将乳房分为圆锥形、圆盘形、半球形和下垂形 4 种类型。人们普遍认为圆锥形和半球形的乳房形态较圆盘形和下垂形更具有美感。半球形的乳房一般被认为是最美的,其高度与乳房基底的半径相等,上半部弧度与下半部弧度基本相同。乳房形态美主要体现在乳头、乳晕和乳房三者的比例关系,同时还涉及乳房垂直高度、下垂程度、基底半径、位置、体积及乳头位置等。乳房本身并没有所谓的美学标准,但普遍要从柔和圆润的乳房曲线、乳房本身的形状和弹力、乳头的方向等几个方面去考虑。乳晕不应过大,乳头的颜色以粉红色为宜。从上向下观察乳头微微凸起最佳,而且连接腋窝和乳房的部位稍微隆起是健康和魅力的体现。

一、乳房美学形态

1. 外形圆润、丰满,富有弹性。
2. 双侧对称,有明显的乳沟。
3. 乳头挺拔外突,与乳房大小和谐。
4. 乳头、乳晕呈蔷薇色(蔷薇花的颜色)或浅褐色。

二、乳房的发育程度

通常人们将乳房的发育程度分为 4 度(图 10-4)。
Ⅰ度:胸部平坦,乳房尚未发育。
Ⅱ度:乳头和乳晕在胸壁上呈芽孢状突起。
Ⅲ度:乳房稍鼓起,乳头和乳晕像小山一样突出在

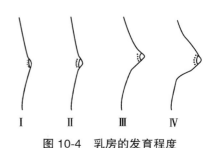

图 10-4　乳房的发育程度

乳房上。

Ⅳ度：乳房显著鼓起，乳头突出，芽孢状突起消失，为成熟的乳房。

三、乳房的位置

乳房位置适中，位于第2~6肋之间。根据乳头位置的高低进行划分，乳头位于第5肋以上者，乳房看来有朝气、有精神、有活力，自然也让人觉得具有挑逗性，显得"艳媚"；而乳头位于第5肋以下者，与高位乳房给人的感觉相反，无论它丰满与否，因它总是有一种低垂感，令人觉得"丧气"。乳房内界为胸骨旁线，外界为腋前线。长在这个位置的乳房让人

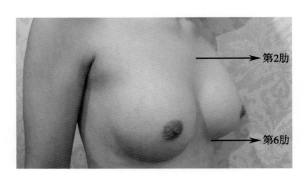

图 10-5　乳房的位置

觉得恰到好处，端庄、典雅、温柔可人。中国人传统的审美观多重视中正平和之美，这种生长位置也是极其符合中国人中庸之道的美学观点的（图 10-5）。

四、乳房的大小

一个中等身材的女性，乳房基底直径（AB）为 10~12 cm，乳房高度为 5~6 cm，是最美丽的乳房。乳晕直径为 4~5 cm。发育良好的女性乳房，乳头大，乳头表面略呈桑葚状。乳头的位置在乳房美中起着重要作用，乳头大约位于锁骨中线第 5 肋至第 5 肋间隙范围。乳头与奇妙的黄金分割率（0.618）有着密切的联系，乳头连线是锁骨平面至双侧腹股沟中点平面的黄金分割线，乳头处于黄金分割线略上的这种乳房的位置无疑是最完美的。乳头呈圆柱状突出于乳房表面，且略向外翻，两乳头距离（OO′）为 20~26 cm，乳头到胸骨中线的距离（OC）为 10~13 cm，乳头距剑突的距离（OD）为 11~13 cm，乳头距乳房下皱襞的距离（OF）为 5.0~7.5 cm。随着人类身高的增长，各个部分所要求的数据指数应随着相应提高，但比例是不变的。西方人的营养结构和身体素质与中国人不同，西方女性的乳房明显要比中国女性丰满，中国女性切不可盲目追风，不考虑自己本身的特点；中国女性应具有中国传统的含蓄之美，乳房应以丰满、健美、柔韧、不大不小为美（图 10-6）。

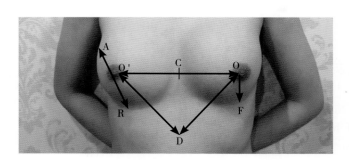

图 10-6　乳房的大小

五、乳房的形态

1. 圆盘形　乳房前突的长度小于乳房基底部圆周半径。乳房稍有隆起,其形态像一个翻扣的盘子(乳房前突为 2~3 cm),胸围环差约为 12 cm,看上去不算丰满,着衣时难见乳房形状,不够理想乳房美的标准。女性圆盘形乳房约占 15%,多见于青春发育初期少女(图 10-7)。

2. 半球形　这是中国女性较为常见的一种乳房形状。这种形状的乳房前突的长度等于乳房基底部圆周半径(乳房前突为 4~6 cm),胸围环差约为 14 cm,属于较美观的乳房,着衣时可见到乳房形状。其形态像半球,乳房浑圆、丰满,是女性最美的乳房。青年女性中半球形乳房约占 50%(图 10-8)。

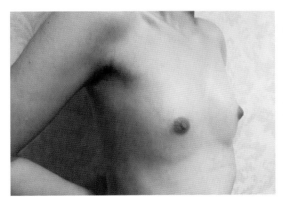
　　　　图 10-7　圆盘形乳房

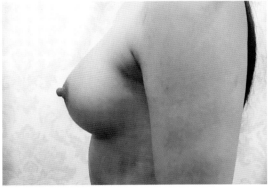
　　　　图 10-8　半球形乳房

3. 圆锥形　乳房前突的长度大于乳房基底部圆周半径(乳房前突为 6~7 cm),胸围环差约为 16 cm。乳房与胸壁形成的角度小于 90°,乳峰前突且微微上翘,无论着何种服装,都能显示出它的丰腴感(图 10-9)。

4. 下垂形　乳房前突的长度更大,呈下垂形态(图 10-10)。

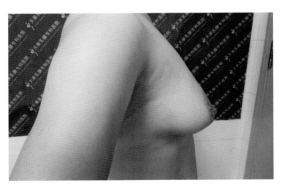
　　　　图 10-9　圆锥形乳房

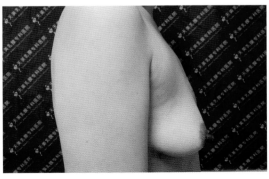
　　　　图 10-10　下垂形乳房

　　从医学美学与美容观点来看,前三种乳房是正常的、健美的;尤以半球形乳房基底部圆周半径与高相等,像一个丰满的半球状,是最美的乳房形态。中国传统的审美习俗是以圆与柔为美的,圆不仅有着对中国人追求的"圆满"的喜好和希望,更有着一种对事物线条的挑剔。

　　女性乳房形态不佳主要表现在以下 6 个方面:

　　1. 乳房松弛、下垂、萎缩,主要由哺乳后及减肥后脂肪减少、中老年人皮肤缺乏弹性等引起。

　　2. 乳晕比例偏大、颜色变黑,严重影响乳房美观。

　　3. 乳房天生扁平、瘦小。

　　4. 乳房过度丰满,导致下垂。

　　5. 乳房外扩,两乳间距过大,乳沟不明显。

　　6. 乳房位置过低,乳房移位。

第十一章

内镜隆乳技术

　　相比经乳晕下切口和乳房下皱襞切口隆乳术，腋下入路隆乳术一直更深受广大患者的喜爱和欢迎，因为其具有切口隐藏在腋窝的优点。早期，腋下入路隆乳术都是采用钝性、盲视下的剥离技术，所以可能造成很多术后并发症，如包膜挛缩、假体移位、慢性疼痛、蒙多（Mondor）病、乳房感觉障碍和血肿等，这些问题都有待解决。然而，随着内镜腋下隆乳术的使用，结合精细的外科操作技术，许多问题可以得到解决，使这种方法被广泛接受。

　　相比 3D 影视的火爆，3D 在专业医疗领域还处于起步阶段。这主要是因为医疗行业对设备要求极为严格，需精细、准确、稳定、可靠，一个新型医疗设备需要长时间严谨的测评考量才能投放市场。由于 3D 医疗技术发展时间并不长，因此相关设备进入市场会较晚、种类也较少，并且当前医疗设备均依托的是成熟的 2D 技术建设，如进行 3D 升级改造，不仅仅是更新几个设备那么简单，而是需要引入新的系统和理念，医师等相关人员也需要一个熟悉的过程。不过起步晚并不意味着发展慢。3D 技术使医师可以获得从传统平面显示无法捕捉到的信息数据，能够 360°全方位立体读取影像信息，为临床诊断提供了更丰富、精准的影像资料，大幅度降低了对病灶的漏诊率，提高了诊疗质量。因此目前许多医疗机构都对此产生了极大的兴趣和需求，越来越多的 3D 应用出现，3D 医疗设备及方案也在厂商纷纷看好此市场的情况下层出不穷。

　　目前，国内隆乳术 90%仍为传统术式，腔隙的剥离仍在盲视下使用手指或剥离器钝性进行。能使用 L 型内镜装置进行隆乳术者少之又少，且应用的都是 2D 内镜系统。2014 年 7 月 29 日，在奥林巴斯 3D 数字化内镜辅助下，笔者在重庆开展了全球首例 3D 数字化内镜胸大肌下隆乳术，积累了一些临床体会。

　　3D 内镜原理：此系统在内镜的前端配备两个 CCD 图像传感器，分别抓取右眼用和左眼用影像。然后用专用装置处理这两组影像，构成 3D 影像。之后将形成的 3D 影像显示在 3D 显示器上，并通过 3D 眼镜观看，由此实现立体影像观察。

第一节　适应证与禁忌证

一、适应证

1. 先天性乳腺发育不良者。
2. 乳房正常但进一步要求增大乳房者。
3. 妊娠、哺乳或绝经后自发性乳房萎缩者。
4. 体重骤减后形体消瘦而出现的乳房萎缩、胸部消瘦及扁平者。
5. 保留乳头或乳晕的单纯乳腺切除术后患者。
6. 双侧乳房大小不对称或形体不良者。
7. 乳房有轻度下垂,且胸部条件符合隆乳条件者。

二、禁忌证

1. 乳房组织及术区有炎症者。
2. 机体其他部位有明显感染灶或伴有全身感染者。
3. 有瘢痕体质者。
4. 乳房有肿物,其性质尚未明确者。
5. 乳腺癌术后有复发或转移倾向者。
6. 自身条件不具备,却有过分要求的患者。
7. 对隆乳术心理准备不足者。
8. 患有精神分裂症或有精神异常者。
9. 有自身免疫病或风湿性疾病的患者。
10. 心脏、肝、肾等重要脏器有严重器质性病变的患者。

第二节　假体选择

美国美容整形外科协会(American Society for Aesthetic Plastic Surgery,ASAPS)2010 年 4 月公布的美国医疗美容专业的手术治疗项目前 5 位是隆乳术、吸脂术、睑成形术、鼻成形术、腹壁成形术。隆乳术也是中国整形外科中实施频率较高的手术。隆乳术术后发生并发症的概率较大,并且需要二次手术予以修复,所以要通过精心、完善的术前设计和假体选择来达到满意的手术效果。应根据患者身高、胸廓形态、原乳房大小,并结合患者自身的要求来确定假体的大小。

一、身体检查与评估

1. 胸廓长宽比例　根据胸廓长宽比例,体型分为细窄型、匀称型、宽大型。
2. 胸部对称性　检查胸廓、乳房大小、乳头位置高低、乳房下皱襞位置是否对称。
3. 乳房下皱襞界限　注意有无乳房下皱襞过紧的情况。
4. 皮肤松弛度　注意有无乳房下垂及评估乳房下垂的程度。

二、假体选择步骤

1. 确定假体底面高度　胸廓细窄型、匀称型、宽大型选用的假体分别为全高型、中高型、低高型。
2. 确定假体直径　通常以患者胸壁的宽度为标准,即根据腋前线到前正中线的长度。为了术后形成优美、自然的乳房外侧弧度和乳沟,硅凝胶假体直径需要与胸壁宽度相适应。
3. 确定假体突度　乳房皮肤松弛度较大或轻度下垂者可选高突型假体,也可以结合患者对乳房突度的要求和覆盖假体表面的组织量来决定假体突度。乳房后间隙假体植入时可根据患者原有乳房组织厚度、表面皮肤松弛度来选择植入高突型假体;若原有乳房组织薄,植入高突型假体会因假体表面覆盖不足而导致边缘外露、乳房下垂等畸形;胸大肌下间隙假体植入需依据胸大肌厚度及胸大肌发达情况来定。
4. 确定假体型号　按照以上步骤确定的假体底面高度、底面宽度及假体突度找到对应的假体型号。按此方法获得的为适合患者身体条件的假体。

三、乳房假体形态选择

当前可供选择的乳房假体形态包括解剖型假体和圆形假体。一般状况下这两种假体植入人体后都可以达到立竿见影的术后效果,但是这两种假体在适应证选择上还存在一些区别:①解剖型假体(也称水滴形假体)呈水滴状,填充的硅凝胶主要分布于乳房假体中下部,易使乳房皱襞加深,最凸点在乳头稍下方,乳房坡度更流畅、自然,更接近正常生理形状。②由于解剖型假体充填材料为高品质记忆性黏性硅凝胶内容物,具有很好的形态,不易变形,其凝胶充盈度比圆形假体要高,当患者处于站立位时,乳房假体表面将更光滑、平坦,而使用圆形假体当患者处于站立位时,硅凝胶假体上部由于凝胶具有流动性,导致上极塌陷而表面容易出现"波浪状"形态,所以乳腺组织较薄的患者应用解剖型假体更具优势。③轻度或中度乳房下垂的患者选择解剖型假体植入胸大肌筋膜下间隙或乳房后间隙,具有纠正乳房下垂的效果。④当然,对于有一定乳腺组织且不是过于消瘦的患者,可以选择圆形假体进行植入,且圆形假体价格比解剖型假体低。

四、乳房假体材质选择

常见的进口假体有麦格乳房假体、曼托乳房假体、ES 乳房假体、娜高乳房假体和蓓菈乳房假体。国产的乳房假体则是上海康宁乳房假体在临床中应用较多。

1. 麦格乳房假体　获美国 FDA 权威认证,安全、效果自然。麦格乳房假体制造商是当今世界上最大的美容手术假体制造商之一,也是美容整形技术的开拓者和领导者。麦格乳房假体(图 11-1)产品涉及 9 大系列,不同基底宽度及低、中、高 3 种不同突度,可根据女性胸部特点进行个性化设计,乳房形状、曲线弧度均更真实。麦格乳房假体采用柔黏性硅凝胶,具有良好的形状记忆(即在停止揉捏乳房后,假体迅速恢复到原来的形状),且手感柔软。此外,硅凝胶分子的铰链式排列实现了高度柔黏性,即使外壳破裂,硅凝胶也不会流动。麦格乳房假体采用 7 层结构外壳,利用 INTRASHIEL(内隔离层)防渗漏技术,将硅凝胶的渗漏降至最低。采用 BIOCELL/MICROCELL 微孔毛面制作技术,使人体组织向微孔间生长,从而在假体与组织间产生适度的黏附力,同时阻止线状胶原纤维形成,有效降低了术后包膜挛缩的发生率。麦格乳房假体属于自然解剖形乳房假体系列,具有不露破绽、不破漏、不硬化、不变形、不溢出等优点,采用个体化自然形态设计,更符合乳房生理结构和个体差异,外形自然、逼真。配合内镜下植入技术,保护隆乳患者的隐私,更安全。

2. 曼托乳房假体　是由美国曼托公司生产的在目前世界上使用量相对较多的假体(图 11-2)。美国曼托(Mentor)公司是世界上生产人工乳房假体历史最悠久、规模最大的公司,已有 30 多年的乳房假体生产和销售历史。曼托公司在全球范围内有 3 个生产基地,均已获得欧洲共同体颁发的"CE"标志。早在 1992 年,曼托公司生产的乳房假体就已通过了美国 FDA 认证。经过近 30 年的临床应用,采用 INTRASHIEL 和 RTV 等多种专利技术,用硅凝胶假体和盐水假体隆乳的方法成为目前世界上最安全和最有效的隆乳方法。曼托公司的隆乳产品进入中国市场已有 10 余年的历史,得到了广大爱美人士和乳腺癌切除术后需乳房再造患者的好评。曼托乳房假体手感真实,形态自然,安全可靠。

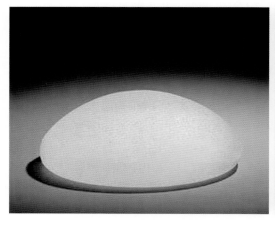

图 11-1　麦格乳房假体

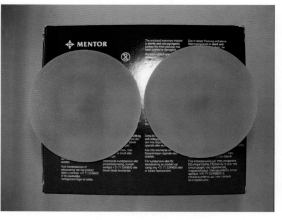

图 11-2　曼托乳房假体

3. ES 乳房假体　是由法国 Eurosilicone 公司研制而成的。法国 Eurosilicone 公司是一家研究和生产美容手术材料的专业机构。自 1988 年起,该公司就致力于研发最适合女性身形的乳房假体。ES 乳房假体研制成功后,先后通过了 ISO9001、法国 CE、中国国家食品药品监督管理局认证,法国 ES 乳房假体将法国独特的富有艺术气质的浪漫情怀巧妙、完美地融入了崭新的高科技之中,并且结合了亚洲女性独有的人体结构特点,是亚洲女性丰胸使用较多的乳房假体之一。

4. 娜高乳房假体　采用娜高深海记忆凝胶,它是英国娜高公司依托 50 余年积蓄的科技力量,经历数代乳房假体产品的临床试验后诞生的全新乳房假体品牌。娜高乳房假体以它在国际上的品牌地位和技术受到了很多专家的认可。普通假体使用了一种面积较大的非隔离性材料用于接口处,使得假体隔离性能大大降低,而娜高乳房假体的接口处和假体的其余部分均采用相同的材料,使假体具有较高的隔离性能,且具有超强记忆力、超强柔韧性和独特安全性等优点。

5. 蓓菈乳房假体　是韩士生科依据东方女性的形体特点和审美观念打造出的一款东方女性专属的乳房假体,其底盘更小,充盈度更高。蓓菈乳房假体采用美国 FDA 认证的进口记忆凝胶,凝聚力强,触感柔软,随着重力移动呈现最自然的状态。通过特殊工艺打造 SL 环绕凝胶层,形成一层保护膜,可有效地防止凝胶渗漏,降低包膜挛缩的发生率。蓓菈乳房假体的封口工艺也与众不同,采用先进的补片封口技术,缩小囊壁与补片之间的差异,使得两者厚度最大限度地保持均匀、平衡,有效地防止假体破裂。蓓菈乳房假体具有瀑面圆形和缎面圆形两种规格(图 11-3)。

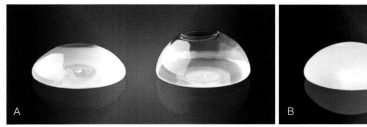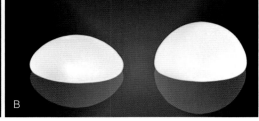

图 11-3　蓓菈乳房假体
A. 瀑面圆形;B. 缎面圆形

6. 国内的隆乳术假体　主要为康宁乳房假体,它是由上海康宁公司生产的用于隆乳术的硅凝胶假体。上海康宁公司是国内最早专业从事医用硅凝胶整形制品的研制、开发、生产和销售的企业。原材料采用全世界最优质的医用聚硅氧烷弹性体,每一批原材料都经过最严格的检验,确保百分之百合格。公司通过 ISO13485:2016《医疗器械质量管理体系用于法规的要求》,确保到达顾客手中的产品质量符合国际标准。公司相继推出的"超柔 Margaret 玛格丽特""超柔 Victoria 维多利亚""超柔 Helen 海伦"人工乳房产品,采用国际先进的表面处理形式,选用更安全的高弹性黏胶,得到国内外专业人士的一致好评,体现了国内人工乳房制造的最好水平。

假体表面材质与包膜挛缩之间存在密切的联系,毛面假体和光面假体对于术后效果的差别主要是由包膜挛缩发生率不同导致的。Chang 及 Ma 等通过大量手术对比进行研究,结果显示,采用毛面假体可有效地减少包膜挛缩的发生率。采用光面假体包膜挛缩发生率为毛面假体的 5 倍。光面假体包膜挛缩发生率高,原因在于围绕其的挛缩组织为平行、紧密排列的纤维囊,其中胶原纤维收缩会对包膜产生较大的收缩力;毛面假体包膜挛缩发生率比较低,是因为当包膜增生时,有纤维组织伸入毛面假体表面的微孔内,使形成的包膜纤维呈现不平行的方向走行,降低了包膜的收缩力,从而降低了包膜挛缩的发生率。国内外学者认为,毛面假体能有效地减少包膜挛缩发生率,目前国内外主要应用毛面假体。为降低包膜挛缩发生率,笔者所在医院在内镜隆乳术中多选用毛面假体。

第三节　切口选择

一、隆乳术切口选择原则

1. 切口要小,且隐蔽。
2. 手术切口应首先依据自然轮廓线,且理想切口应与皮肤的静态张力线保持平行或一致。
3. 腺体的切口以放射状为宜。

二、隆乳术常用切口

隆乳术手术切口常用的有腋下切口、乳晕下切口、乳房下皱襞切口 3 种,另外也有学者采用联合切口(腋下切口加乳房下皱襞小切口)、经乳头横切口、经脐切口、腋前线切口。由于乳晕下切口和乳房下皱襞切口在术中即可在直视下剥离完成手术,选择这两种切口实施隆乳术没有必要使用内镜,所以此类切口不符合内镜隆乳术,予以排除。

1. 腋下切口　在腋窝顶皱褶处,又有腋毛遮盖,且其切口方向与皮肤皱褶一致,术后瘢痕不明显。它适合于乳晕直径较小、乳房下皱褶不明显者。传统方法腋下切口隆乳术在盲视下操作,剥离乳房下界时相对较为困难,往往剥离不够充分,易造成假体上移。而内镜隆乳术首选腋下切口,其优点有:①内镜器械更易通过此切口进行操作;②切口距离假体较远,不易发生假体移位而导致假体外露;③切口位于腋窝顶部,较乳晕下切口、乳房下皱襞切口更为隐蔽,而且其方向与腋下皮肤纹路方向一致,术后瘢痕不明显;④不会造成术后乳晕及乳头感觉异常;⑤因该切口不经过乳腺组织,所以不会造成腺体的破坏,同时不会将腺体及腺管中潜在的细菌带入腔隙内,降低了临床感染的概率,且不影响哺乳。缺点是术后1 个月内上肢活动轻微受限,不能举手过高,还有可能出现上肢肌肉及胸肌的疼痛。如采用腋下切口,分离时应尽量选用组织剪钝性分离,以免损伤神经和血管。腋下动、静脉和臂丛神经邻近腋区通道,所以在分离通道时需要注意避免过度外展手臂,避免腋下动、静脉和臂丛神经的过度牵拉。

2. 腋前线切口　优点在于容易辨认胸大肌外缘,容易进入预定的解剖平面,减少损伤腋下血管和神经的风险。但因其切口位置在腋前线,术后形成瘢痕后在抬举上肢时容易被发现,现在一般很少应用。

第四节　植入平面选择

隆乳术中假体植入有乳房后间隙、胸大肌下间隙、双平面 3 种方式。术式的选择需根据患者的要求、腺体及胸大肌发育情况具体分析。

一、乳房后间隙

对于无生育及哺乳要求的患者,多选择乳房后间隙进行乳房假体植入;而对于乳腺发育不良腺体不足以覆盖假体,或是年轻未婚育将来有哺乳要求的患者,多选择其他层面进行假体植入。乳房后间隙是假体隆乳术普及初期的植入层面,优点为此腔隙距离皮肤较浅、组织疏松,利于分离,出血少,术后乳房形态美观,当抬举上肢胸大肌收缩时不会造成假体移位、变形,术后恢复较快。但是如果患者乳腺组织较薄,假体缺少适量的乳腺组织覆盖,术后易发现假体边缘、轮廓,假体容易被触碰到,同时假体缺少乳腺组织的支撑,容易造成远期乳房下垂,而且假体与腺体直接、大范围长期接触,增加了包膜挛缩的发生概率。因假体位于乳房后间隙,与乳腺直接接触,容易造成对乳腺疾病的诊断干扰,同时因假体长期、直接刺激乳腺组织,容易引发患者对潜在乳腺疾病的担心,而且容易干扰呼吸系统疾病、乳腺癌的影像学检查。

二、胸大肌下间隙

假体植于此位置较深的层面,增加了乳房基底隆起的厚度,使假体边缘及皱褶的可见率降低,且乳房上部过渡自然,有效地防止乳房上部"阶梯"的出现,术后乳房切口隐藏在腋窝下,自然、美观。假体轮廓和边缘不易触及和看到,而且术中操作时剥离腔隙方便,又因假体位于胸大肌下,与乳腺分开,不会影响哺乳,未婚及未育的女性更愿意接受此方式。更有利的是,在胸大肌下间隙植入硅凝胶假体因肌肉张力对包膜的持续机械作用对抗了包膜的收缩作用,包膜挛缩的发生率会大大降低,并且术后不影响乳房 X 线检查结果,对乳腺疾病的检查影响较小。但此方法也有缺点:①乳房假体受胸大肌的约束导致乳房的动感不足;②因哺乳、体重下降等原因,乳房松弛、下垂,乳房假体由于胸大肌的束缚不下移,而形成双峰畸形;③胸大肌下隆乳不能完全解决乳腺组织下垂的问题;④由于胸大肌的收缩,假体易上移,术后两侧乳房会出现移位、不对称和胸大肌收缩时假体位置及形态改变等。所以,对于胸大肌较发达、乳房较松弛者,假体不适合植于此层面。

三、双平面

目前逐渐受青睐的双平面隆乳术综合了乳房后间隙和胸大肌下间隙的优点,同时减少了两个层面的缺点,Tebbetts 等于 2001 年首次报道了双平面隆乳术,定义了双平面隆乳术的一些条件:①假体部分位于胸大肌下间隙,部分位于乳房后间隙;②将位于乳房下皱襞处的胸大肌起点完全离断,而完好地保留胸骨旁胸肌起点,胸大肌部分回缩;③改变了胸大肌、腺体及假体之间的动力学关系和解剖结构。双平面隆乳术将位于乳房下皱襞处的胸大肌起点完全离断,而完好地保留胸骨旁胸肌起点,可使胸大肌肌肉部分向上回缩,增加了假体上极的组织覆盖量,使胸大肌收缩导致的假体上移得到了减轻,从而有效地防止假体变形和移位。双平面隆乳术改变了胸大肌、腺体和假体三者之间的软组织覆盖和动力学关系,假体位置因处于双平面,假体下部受到胸大肌收缩的压迫可以减少,腺体相对下移也会减少,避免了乳房双峰畸形的形成,同时也降低了包膜挛缩的发生率。双平面隆乳术使胸大肌的下部回缩到乳头、乳晕位置,从而增加假体上部的组织覆盖量,使乳房外形弧度圆润、自然,此时假体下部具有足够大的活动空间,乳房柔软度得到提高。胸大肌在锁骨起点处呈长条形,组织较厚,适合功能重建,而腰腹部和胸肋部的胸大肌肌肉扁平而宽大,不仅适合于软组织缺损的修补,而且适合于功能重建,并且乳房下皱襞处的胸大肌起点完全离断后不会影响胸大肌的收缩功能(图 11-4)。

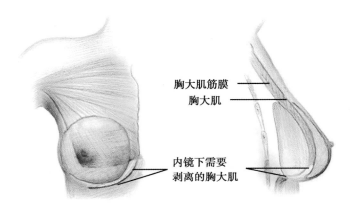

胸大肌筋膜
胸大肌

内镜下需要
剥离的胸大肌

图 11-4 双平面隆乳术离断范围

内镜双平面隆乳术经腋下切口手术时,由于其切口隐蔽,同时应用内镜设备,在直视下对假体腔隙进行精细分离,对胸大肌下皱襞起点处进行离断,更好地实现双平面隆乳术。乳房下垂同时兼有乳腺组织薄的患者,传统的假体隆乳术一般达不到很好的效果,内镜双平面隆乳术能更好地解决这一问题。因此,采用数字化内镜双平面隆乳术能综合胸大肌下间隙及乳房后间隙的优点,可取得理想效果,是一种适合临床普遍应用的手术方法。

第五节 手术过程

一、手术设备

3D 内镜系统:3D 显示器、光源、图像及视频存储设备、3D 内镜、3D 眼镜;内镜隆乳术专用 L 型拉钩、内镜抓持器、内镜电钩、负压吸引器、电凝器(图 11-5)。

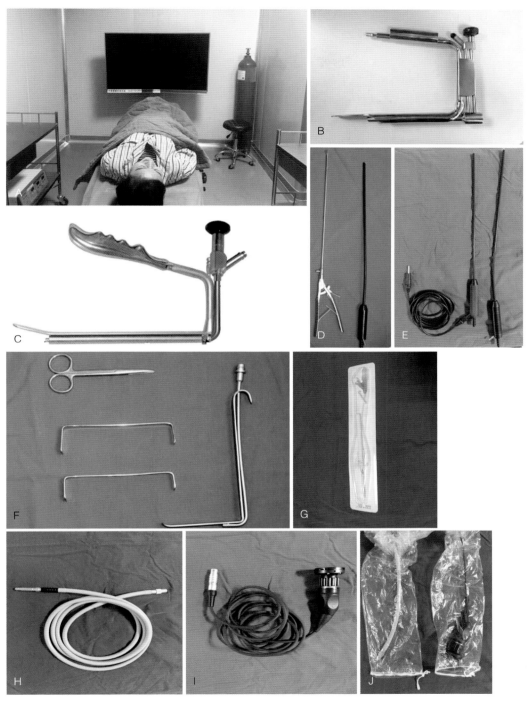

图 11-5　手术设备

A. 3D 显示器；B. L 型拉钩，10 mm 30°内镜（由助手提拉操作，掌握方向）；C. L 型拉钩，30°内镜成直角，方便操作时不与剥离器械拥挤（笔者的发明专利）；D. 剥离用的电钩和钝头的抓持器（左手持抓钳，配合右手电钩精细剥离）；E. 带吸引器隧道的电钩（隧道的存在可以在术中边剥离边吸烟或吸去渗血，方便更好地进行剥离）（笔者发明专利）；F. 最初腔隙分离所用的辅助器械：组织剪、甲状腺拉钩、光导拉钩；G. 定位针（在术前预先的设计线上刺入套管针进行立体定位，以便术中剥离时在镜下看到清楚的边界）；H. 光源线；I. 内镜线；J. 仪器防菌隔离套（可避免光源线及摄像头反复消毒，对其造成不必要的损耗）

二、术前准备

连接内镜隆乳设备。患者取站立位进行术前设计(图11-6)。麻醉后,患者平卧,双上肢外展90°,消毒、铺巾(图11-7)。

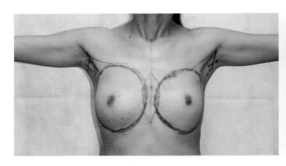

图11-6   术前设计(站立位)

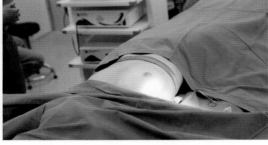

图11-7   消毒、铺巾

三、内镜系统组装

将3D显示器、光源、电凝器、图像及视频存储设备、3D内镜、内镜隆乳术专用L型拉钩、负压吸引器进行组装。3D内镜系统置于手术台尾部。

四、手术流程

1. 设计切口   切口设计在腋窝顶部,长4~5 cm,位于腋窝天然皮肤皱褶处。该长度适合任何大小的硅凝胶假体,如切口过小,可能造成塞入假体时对假体的损伤(图11-8)。

2. 术区注射肿胀液   肿胀液的配比:2%利多卡因注射液20 ml、1:10 000肾上腺素注射液0.5 ml、生理盐水注射液500 ml。在切口处、大血管穿出的大概位置(图11-9)及胸大肌起始处注射肿胀液,每侧150~200 ml(图11-10),可以起到收缩血管、减少出血、预防术后腔隙内产生血肿的效果。

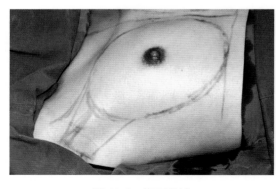

图11-8   切口设计

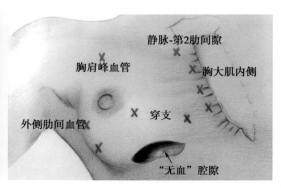

静脉-第2肋间隙
胸肩峰血管
胸大肌内侧
外侧肋间血管
穿支
"无血"腔隙

图11-9   大血管穿出的大概位置

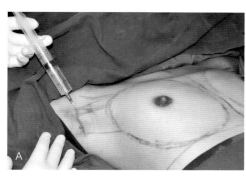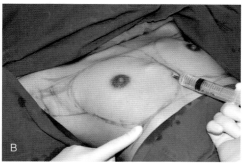

图 11-10　注射肿胀液
A. 切口处；B. 胸大肌起始处

3. **根据假体植入层次按设计线分离出腔隙**　腋窝处为最初的腔隙，位于胸大肌外侧缘之后，切开皮肤至脂肪层后，继续用高频电刀分离切口皮下周围，显露胸大肌外侧缘，用手指和止血钳钝性分离胸大肌下间隙，初步造出腔隙（图 11-11）。

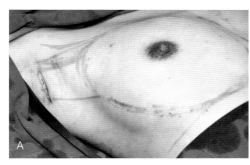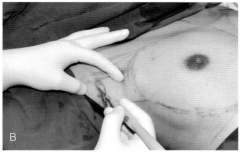

图 11-11　分离腔隙
A. 切开皮肤至脂肪层；B. 电凝止血
注意，在止血过程中应避免电刀对皮肤的热损伤，以免影响切口的愈合。另外，应仔细解剖，减少出血，出血后及时止血，有利于后续步骤更好地进行

所用到的手术器械有组织剪、2 个甲状腺拉钩、光导拉钩（图 11-12）。

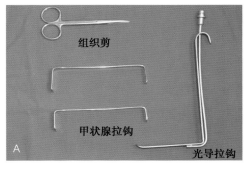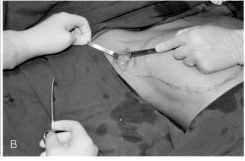

组织剪
甲状腺拉钩
光导拉钩

图 11-12　最初腔隙分离所用的手术器械
A. 辅助器械；B. 组织剪钝性分离皮下脂肪层

　　注意事项:腔隙分离时,勿进入腋脂肪垫,以免损伤腋动脉、腋静脉、肋间臂神经或上臂内侧皮神经(图 11-13)。

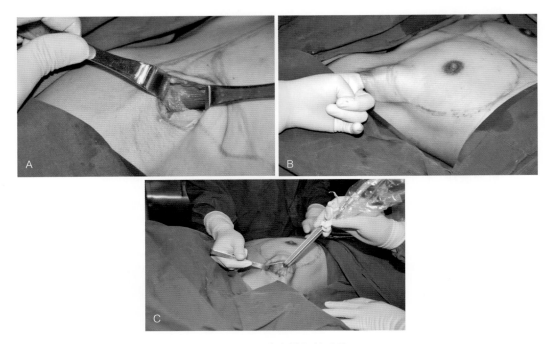

图 11-13　分离最初的腔隙

A. 显露胸大肌外侧缘;B. 用手指钝性分离胸大肌下间隙,初步造出腔隙;C. 冷光源拉钩辅助,直视下检查是否进入胸大肌下间隙

　　4. 具体操作　术者在患者头与肩之间操作 3D 内镜系统,进行假体腔隙剥离,插入 3D 内镜隆乳术专用 L 型拉钩(由助手提起,掌握方向及深度)。巡回护士帮助术者佩戴 3D 眼镜。术者一手持内镜电钩,另一手持内镜抓持器,即可对着 3D 显示器进行精细操作(图 11-14)。

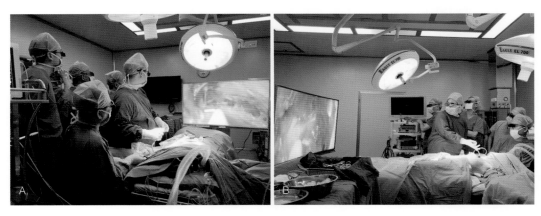

图 11-14　术者操作 3D 内镜系统进行假体腔隙剥离

A. 术者对着 3D 显示器进行直视下精细操作;B. 术者佩戴 3D 眼镜对着显示器进行操作

　　首先进行胸大肌下间隙剥离。胸大肌下为网状深筋膜层,最初的分离是紧贴胸大肌下,方向是从切口向乳房下皱襞,应充分分离,直到看见第 1 肋,把它作为一个解剖标志,从而保证内镜的方向正确。术者持操作钳向上抵住即将剥离位置上方的组织,给予一定张力,方便电钩剥离,电钩可以钩,亦可以向前推组织进行剥离。在离断胸大肌前,充分剥离其下腔隙(图 11-15~ 图 11-17)。

　　然后是胸大肌起点的离断。最开始离断的是胸大肌内侧部,即术前在皮肤上标记的乳房下皱襞的内侧。在内镜下确认该点时,要保证内部解剖和外部皮肤标记点一致,可以采用透光法或用手指触及皮肤外标记线,来观察电钩剥离的位置。离断过程由内侧向外侧进行,直至完全、直观地剥离到术前标记的界限。充分剥离完腔隙后,检查整个术区有无活动性出血,如有出血,用电钩止血。

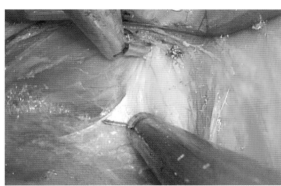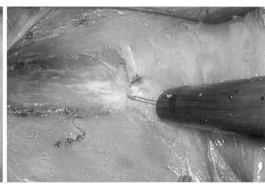

图 11-15　胸大肌下间隙剥离

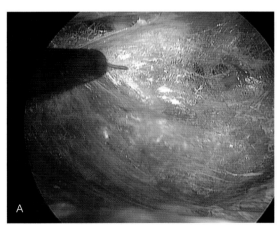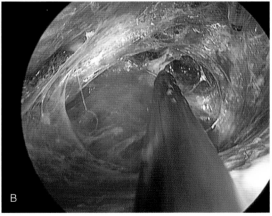

图 11-16　内镜下组织

A. 胸大肌下间隙疏松组织的剥离;B. 疏松组织

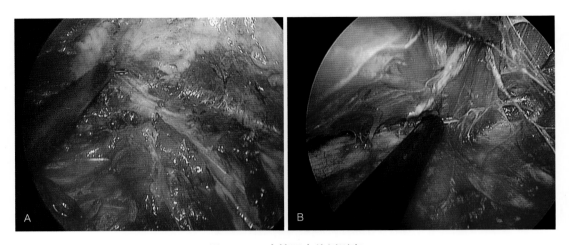

图 11-17　内镜下内外侧剥离
A. 胸大肌下间隙内侧剥离；B. 胸大肌下间隙外侧剥离

5. 假体植入　先将乳房模拟器（图 11-18）（术者自行设计）放置入腔隙，用注射器向内注入同体积的空气，观察乳房大小及对称情况。

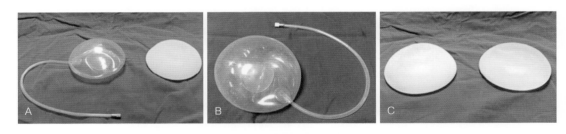

图 11-18　乳房模拟器及乳房假体
A. 乳房模拟器与乳房假体；B. 术者自行设计的乳房模拟器；C. 乳房假体

在腋下放置两个拉钩，拉钩臂伸入胸大肌外侧缘协助假体植入。用抗生素液冲洗手套及腋下皮肤。术者一手托住假体，另一手辅助假体进入。一旦假体进入，就拿出拉钩，然后术者用手指将假体位置摆正。

调整假体位置，使双侧乳头位于同一水平。如乳房外观不够圆润，可做出标记，暂时撤离假体，在 3D 内镜下对相应部分进行剥离，最后达到美学标准。

6. 关闭切口和包扎　缝合腋窝切口时，准确对合各个解剖层次，逐层缝合，双侧不必放置负压引流管，清洁切口后，用乙醇纱布包扎，乳房上缘用弹性绷带加压包扎，以防止假体向上移位，常规应用抗生素 3~5 d。

第六节　内镜隆乳术的特征

内镜隆乳术是根据现代光学原理将图像转换成数字信号，经过数字传输高清显示系统，结合冷光源、高频手术系统、内镜隆乳术专用 L 型拉钩、持镜器，通过内镜电钩进行电切和电凝,实现腔隙的剥离和止血。类似显微外科手术通过仪器辅助高倍清晰放大,剥离更精细,手术安全有保障。该手术要求术者和助手两人协作完成,一般采用腋下切口,在胸大肌下植入假体。必要时可在术前预先的设计线上刺入专用套管针,行套管针立体定位,以便术中剥离时在镜下看到清楚的边界。同时将负压吸引器与拉钩相连运用于术中,便于在内镜电钩剥离时及时吸出烟雾,提供清晰的手术视野。将麻醉肿胀技术运用于术中,肿胀液经腋下切口注入胸大肌起点处,既能实现水分离的效果,又能收缩血管,减少术中剥离出血。

一、内镜隆乳术的经验

1. 切口选择 内镜隆乳术采用较为隐蔽的腋下切口,因为此切口方便操作内镜设备,且直视下分离双平面较为容易。

2. 假体植入层次 若选择内镜双平面隆乳术,应综合考虑假体、腺体及胸大肌三者之间的解剖结构与动力学关系。内镜双平面隆乳术既增加了假体上方的组织覆盖量,又增加了乳房下皱襞的饱满度,可减少假体下极长期受胸大肌的压迫引起的腺体相对下移形成的乳房双峰畸形及包膜挛缩。

3. 剥离范围 应根据患者胸围、乳房组织量等情况来确定。选定胸大肌、乳腺结合点,即剥离胸大肌下间隙乳房下皱襞与乳头乳晕复合体连线的中点位置为剥离范围界限。

4. 胸大肌离断位置 胸大肌离断范围和位置有几种情况:当乳腺组织较厚,乳房下皱襞与胸壁结合较紧,乳房下部组织厚度在 2.5 cm 以上时,可以在原乳房下皱襞水平离断胸大肌;当乳房下部组织厚度在 2.5 cm 以下时,乳腺组织较薄,乳房下皱襞与胸壁结合较松时,胸大肌的离断应该选择高一点的位置,至少保证有乳腺能够覆盖,同时离断后的胸大肌残端能够覆盖假体下缘,以免术后触及假体边缘轮廓;当患者乳房轻度下垂时,应该扩大胸大肌的离断范围,以便假体对皮肤表面的组织张力更大,能够有效地撑起下垂的乳房组织和皮肤。

5. 包膜挛缩概率降低 胸大肌在乳房下皱襞的起点离断,假体能与腺体直接接触,乳房下极的前突度增大,改善了下垂程度,让乳房的乳头以下部分更加圆润、饱满。双平面隆乳术改变了胸大肌、腺体和假体三者之间的软组织覆盖和动力学关系,假体位置因处于双平面,假体下部受到胸大肌收缩的压迫可以减少,腺体相对下移也会减少,避免了乳房双峰畸形的形成,同时也降低了包膜挛缩的发生率。

6. 假体选择 采用内镜双平面隆乳术时,最好选择水滴形假体。水滴形假体的选择要考虑三度,即长度、突度和高度。选择水滴形假体可以使乳房的乳头以下部分更加圆润、饱满,突出了水滴形假体的优势,与圆形硅凝胶假体相比较,乳房形态更为自然、美观,提高了患者的满意度。

二、内镜隆乳术的优势

美容手术属于微创、精细的手术,一般患者的要求都非常高。如果能将内镜运用于美容手术,符合当前的要求和趋势。很多学者一直致力于将内镜应用于隆乳术当中。传统的隆乳术要在乳晕下切口进行,乳晕处会形成一定长度的瘢痕,影响美感,而内镜隆乳术是在腋下切口实施的,切口位于腋窝顶部,较乳晕下切口、乳房下皱襞切口更为隐蔽,且其方向与腋下皮肤纹路方向一致,术后瘢痕不明显。通过内镜进行辅助剥离时,手术在直视下进行,通过显示器高倍放大,手术过程中剥离更加细致、精准,而且能够彻底止血,与传统隆乳术相比有效地避免了在盲视下的各种不确定性因素,也减少了术后并发症的发生。

将内镜用于隆乳术,使隆乳术以乳晕为主要切口的术式变为了通过腋窝下皱襞切口完成,内镜隆乳术有如下优势:①可以在直视下精确地离断胸大肌预设计的位置,更好地确定乳房下皱襞的走行和位置,避免离断胸大肌位置不够准确,有效地防止乳房下极组织过薄而导致的假体边缘易触及,乳房下皱襞及内侧的剥离可以充分、准确,减少了术后双峰畸形的发生。也可有效地防止电刀在剥离腔隙时过深而进入肋间隙损伤肋间肌甚至损伤胸膜,内镜直视下可以准确地观察分离范围,避免了盲视下操作的不确定性,增加了手术的安全性,有效地缓解患者的恢复期术区疼痛,使患者可以尽早下床活动、住院时间大大缩短。②内镜下渗血点清晰可见,可利用专用电钩对出血部位实行细致、精细地止血。通过回访发现,经腋下切口在内镜辅助下行隆乳术,术后乳房形态自然、美观,手感柔软,很少有假体移位、包膜挛缩等并发症,与文献报道相符。

综上,内镜辅助腋下切口假体隆乳术与传统的经乳晕下切口隆乳术相比,术后瘢痕不明显,而且全程通过高倍放大的显示器直视下进行腔隙剥离,手术操作精细,创伤大大减少。术后患者恢复时间明显缩短,疼痛较轻,乳房形态自然、美观,手感柔软,很少有假体移位、包膜挛缩等并发症。随着内镜隆乳术在临床的推广和应用,在很大程度上弥补了传统隆乳术存在的问题和缺陷,术后患者乳房的触感、动感和形态都得到了保证。

第七节　内镜隆乳术的护理要点

一、术前护理

1. 心理护理　患者常顾虑重重,怀着矛盾的心理前来就医。因此,护士不仅自己要对隆乳术有正确的认识,而且要针对患者的思想顾虑,主动与患者交流,了解其心理状态,为其讲解手术的原理及术后康复知识。对未婚者,应告诉其隆乳术对哺乳没有影响。同时,实行严格的医疗保密制度,增加患者的安全感。介绍医院先进的医疗设备、医师精湛的医疗技术,以赢得患者的信任,使她们保持最佳的心理状态,以愉快的情绪接受手术治疗。

2. 术前准备　在手术之前,应该让患者沐浴和更衣。因切口在腋窝,应剃去两侧腋毛,检查术区皮肤有无毛囊炎等感染。嘱患者手术前禁食 8 h、禁饮 4 h,并按照医师的医嘱给患者用药。

二、术后护理

手术当日术后密切观察放置引流患者的出血情况,术后 1 d 更换敷料,以后根据敷料渗血情况及时更换敷料,保持切口清洁、干燥。嘱患者早期取半卧位,常规使用抗生素 3~5 d,术后 7~9 d 拆线。

术后乳房四周要使用敷料卷包扎塑形,胸部弹性绷带加压固定 48~72 h。因经腋窝施行内镜隆乳术,要特别注意对腋窝上方、外方的固定,可防止因胸大肌收缩压迫假体向上、外移位。术后因假体的植入及胸部弹性绷带加压包扎限制了胸式呼吸,患者可能会感到胀痛不适,应多安慰并鼓励患者,嘱患者严禁自行拆开胸部弹性绷带。

嘱患者术后 7~10 d 禁止上臂运动,以免引起胸大肌收缩导致乳房假体移位,同时可引起出血,影响伤口愈合。拆线后,应佩戴软质胸罩保护假体,1 个月内不应有幅度过大的运动,运动量不宜超过术前活动量。

术后 5 d 即可拆除塑形的敷料,并指导患者进行乳房按摩。乳房按摩的目的是防止假体外的纤维囊增厚、挛缩、变硬。按摩的方法是开始轻按,以手掌按照顺时针或逆时针方向按摩乳房。每次 10 min,每日 3~4 次。随着时间推移,逐渐增加按摩力度(图 11-19)。

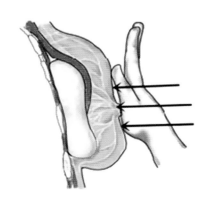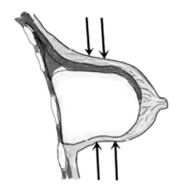

图 11-19　乳房按摩方法

隆乳术术后护理主要以减轻患者疼痛、防止血肿发生为原则。早期活动要避免两上肢上举。术后使用弹性绷带包扎,做好乳房塑形,防止假体移位,尤其应指导患者做好术后乳房按摩,防止假体包膜的挛缩极为重要。因患者对手术效果的期望值高,顾虑重重,应做好其心理护理。需要护士具有敏锐的观察力,丰富的医学、护理学、心理学知识,良好的道德修养,温文尔雅的工作作风以及较强的沟通能力,给患者安全感,取得患者的信任,才能取得满意的效果。良好的护理措施在临床实践中与治疗同时存在、同时作用、同时生效并起到促进和强化作用。

三、并发症的防治

丰满的乳房是现代女性形体美的重要标志之一,乳房形态是否完美往往对某些女性的心理产生很大的影响。使用硅凝胶乳房假体进行隆乳术是目前最主要和最普遍的隆乳手术方式,它能使乳房体积扩大,形态丰满、匀称,改善女性体型,恢复女性特有的曲线美。尽管其是最主要和最普遍的隆乳方式,但因其存在一定的并发症,严重影响隆乳术后的效果,因此应该引起每一位整形外科医师的关注。医师们应该致力于使我国隆乳患者获得更加美观、持久、安全的手术效果及良好的远期生活质量,减少硅凝胶假体隆乳术的并发症及再次手术率。

1. 包膜挛缩

(1)表现:隆乳术后,乳房逐渐变形、变硬,手感不佳,可以触及植入的硅凝胶假体,有些甚至可以出现假体外露、乳房皮肤坏死等情况(图11-20)。根据包膜挛缩和乳房变硬程度的不同,Baker于1975年提出了隆乳术术后乳房硬度的分级标准。

Ⅰ级:硅凝胶假体植入人体后乳房质地柔软,难以触及乳房假体本身,与人体自身组织类似,自然天成。

Ⅱ级:能触及硅凝胶假体边缘,但不明显,直视难以发现,接受隆乳者没有任何不良感觉。

Ⅲ级:注入的硅凝胶假体变硬,程度中等,患者能自我感觉到假体变硬。

Ⅳ级:乳房严重变硬,假体难以移动,直视下可见乳房假体边缘,乳房形态改变,假体发生移位,触及乳房可能出现轻微疼痛。

大多数学者认为包膜挛缩90%发生在术后12个月内,其发生机制尚未明确,可能与以下因素有关:①剥离腔隙不够大;②术后出现感染,认为包膜挛缩与假体上存在细菌有直接的相关性;③包膜腔内留有异物,如滑石粉、纱布屑、灰尘等;④假体的质量差,假体破裂及假体液体渗漏,刺激纤维包膜;⑤按摩不够充分或按摩方法不当;⑥手术操作粗暴,组织损伤重,纤维性修复过盛。

包膜挛缩一旦发生,手术处理非常棘手,因此关键在于预防。

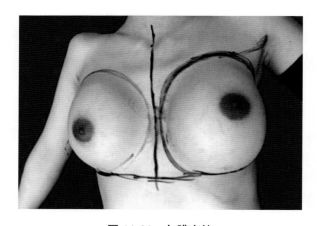

图11-20　包膜挛缩

(2)防治方法:目前整形外科医师无法预测和阻止包膜挛缩的发生,但应该不断提高手术技能,尽可能预防其发生。具体的预防措施有:①采用双平面隆乳术进行隆乳,其原理是假体植入人体后,在乳腺与胸大肌下方,利用双平面进行定位及加固,通过改善软组织张力,从而达到预防包膜挛缩的效果。②根据患者情况,尽可能选用腋下切口植入硅凝胶假体,腋下切口发生包膜挛缩的概率比其他切口小得多。③首选低渗、双腔、毛面的硅凝胶假体,选用高质量毛面假体可以降低包膜挛缩的发生率。④植入假体前,手术操作应精巧,层次清晰,手法切勿粗暴,尽量减少正常组织的损伤,术后彻底引流,置负压引流管2~3 d,防止术后血肿。有学者研究表明,术后血肿增加了包膜挛缩的发生率。⑤隆乳术前将无菌手套表面的滑石粉冲洗干净,术中用抗生素浸泡假体,术后预防性使用抗生素。有学者研究证实,术后感染可大大增加包膜挛缩的发生率。⑥剥离腔隙大小宜适当,以减小张力。

⑦腔隙内放置适量激素类药物,以抑制结缔组织生长。⑧术后双侧肢体早期活动,尽早按摩。临床观察表明,术后早期按摩可以预防包膜挛缩的发生。术后 5 d 即可进行按摩,按摩方法应恰当,用手掌托起乳房后,顺时针或逆时针方向转动,每日 3~4 次,每次 10 min,持续 3~6 个月,放置毛面假体者按摩时间不建议过早。

包膜挛缩一旦形成,非手术效果多不理想,需进行手术干预。手术方法有纤维囊切开松解法或全切法等,尽量将囊壁切除、取出。

2. 假体移位和形态欠佳

(1)表现:隆乳术后可出现乳头不在乳房中心位置,有的甚至出现乳房双峰畸形、两侧乳房不对称。其可能原因有:①假体植入腔隙分离过小,假体不能充分展平;②分离范围过大,假体容易移位,其多向上、外方移位,因为乳房上、外方的胸大肌组织较松弛;③分离范围的不对称导致假体植入位置不对称;④术中、术后操作不当,造成假体位置异常。

(2)防治方法:①设计剥离范围时,应以乳头为中心,内下界与外下界浅腔的剥离范围要足够大,上缘应少做剥离。②术前仔细测量患者的身高、胸围,观察双侧乳房的大小及对称情况,如果双侧乳房明显不对称,可专门定做两只不同规格的乳房假体。在隆乳术中选择一个大小、形态都适合的乳房假体是手术成功的关键。③按术前设计剥离腔隙,不宜过小、过大,若下方超过乳房下皱襞线,会导致下皱襞处皮肤、软组织的支撑力减弱,术后假体下移。④术后加压包扎时,应主要对乳房外上部进行压迫,才能有效避免乳房向外上方移位。松紧要适当,过紧会影响乳房的血运及患者的呼吸,过松则不能起到塑形作用。⑤术后 2 周内通过加压和按摩的方法适当调整,使双侧乳房对称,2 周后很难通过上述方法使其对称,只能通过手术调整。⑥使用正确的按摩方法,如果发现假体移位或形态不佳,应尽快找出原因,进行调整。

3. 感染

(1)表现:隆乳术后感染表现为乳房增大,局部红、肿、热、痛,可分为急性、亚急性和慢性感染。

急性感染一般发生在术后 1 周内,可能原因有:①术者无菌观念较差;②乳房假体消毒不严格;③手术器械及手术室空气消毒不彻底;④乳房邻近组织有感染且术前没有得到有效控制。

慢性感染的原因可能有:①乳腺导管内有大量的微生物,以表皮葡萄球菌为主,有可能侵袭假体周围组织;②假体的存在降低了乳腺周围组织的抗感染能力;③远处感染病灶(如扁桃体炎、疖、肿等)的微生物经血行播散;④机体的抵抗力降低。

(2)防治方法:①术者严格遵守无菌操作原则,手术器械及手术室严格消毒;②选择质量可靠的假体,植入前要严格灭菌并清洗干净;③乳房周围组织如有炎症,需严格控制后方可手术;④机体抵抗力低时应避免手术;⑤术后常规使用抗生素,术后一旦发生感染,很多学者建议首选手术治疗,将假体尽早取出,彻底清洗感染灶,去除感染或坏死物,放置负压引流管等,并及时选用敏感抗生素治疗。如果需要再次植入乳房假体,需待感染控制后 3~6 个月再进行。

4. 乳头及乳晕感觉减退

(1)原因:隆乳术后乳头及乳晕感觉减退与损伤了第 3、4、5 肋间神经的分支有关,多数患者在半年后都可恢复,亦有少数损伤较大,使得乳头及乳晕感觉永久性丧失。在进行腋下切口内镜隆乳术时,腋下皱襞切口如高度不适当,在切开胸大肌缘的筋膜时可能不慎切割过深,损伤神经,或靠神经过近,剥离、牵拉时将其损伤,或缝合时使神经受压迫。

(2)表现

部分损伤(不完全损伤):术后乳头及乳晕感觉迟钝、感觉过敏、触痛,一般术后 3 个月可逐渐恢复。

完全损伤:乳头及乳晕感觉丧失,乳头下垂,严重者乳头不能勃起。

(3)预防:在进行内镜隆乳术时,采用腋下切口,术者必须熟悉神经的解剖与分布。乳头及乳晕的感觉神经来源于第 4 肋间神经外侧皮支,并与第 3~5 肋间神经的内、外侧皮支交叉吻合,在胸大肌外侧缘穿出深筋膜,向内及前方穿出到达乳头。尤其是胸大肌外缘筋膜切开部位要严格掌握应在第 4 肋间隙上,以避免损伤神经。分离腔隙时外侧勿过大,动作要轻柔,避免锐性分离,切忌粗暴分离。

5. 术后血肿　术后出血与血肿较为常见。

(1)原因:①在术中分离腔隙时离开了胸大肌下间隙,损伤胸大肌、胸小肌内血管。②分离内侧时使用锐器分离,或者动作粗暴,损伤了肋间动脉分支。③术后切口小,暴露不好,未能彻底止血。④术前没有详细询问病史,在患者月经期手术。⑤患者术前服用阿司匹林等抗凝血药。血肿常在术后 2 d 内发生,量比较小的渗出一般在 2 周内完全吸收,自身不会感觉到。如渗出量较大,乳房外观肿胀,皮肤紧绷,患者感觉胀痛。

(2)处理方法:如发生术后血肿,应及时处理。首先,应在全身麻醉下取出乳房假体,并清除血凝块,充分止血后再将乳房假体放入,必要时放置引流管加压包扎,负压引流。同时,进行抗感染、止血等对症支持治疗。

(3)预防:为了防患于未然,在进行隆乳术时应注意预防。①分离层次要掌握准确,不要偏离。②分离时尽量不使用锐器,分离胸大肌下间隙时动作不能过猛。③不应在患者月经期手术。④术前做血细胞及出血时间检测,排除血液疾病的可能。⑤术前 2 d 使用维生素 K,10 mg/d。⑥术后在腔隙内胸大肌下负压引流。

6. 硅凝胶假体破裂　术后发生硅凝胶假体破裂的情况不常见。

(1)原因:①术者在术前对假体的质量检查不仔细,遗漏了可能破裂与渗漏之处。②乳房假体封口处不牢固或有暗伤而未被发现。③术中不小心使乳房假体接触了锐器,造成暗伤。④有薄弱点或暗伤的乳房假体,因患者剧烈运动或乳房部位受到反复挤压,使薄弱点或暗伤逐渐加重,以致破裂。⑤乳房假体皱褶因反复运动而破裂。

(2)表现:术后假体一旦破裂,硅凝胶溢至纤维囊中,硅凝胶囊变小,致使乳房外观塌陷,患者乳房突然变软或疼痛,乳房大小、形态改变或者出现胸壁结节。因为硅凝胶对组织有一定的刺激性,溢出至皮下,组织反应表现为红、肿,在深部有胀而不适感。乳房软组织摄片、超声检查可明确诊断。

(3)处理方法:一旦发生硅凝胶渗漏,应在无菌操作下取出假体,清除硅凝胶,彻底清洗后,可立即重新植入新的乳房假体;也可闭合创口,引流,待愈合 3~6 个月后重新植入新的乳房假体。

(4)预防:在进行内镜隆乳术时,应注意预防硅凝胶假体破裂。①在术前、术中仔细检查乳房假体质量,封口处有无裂痕、暗伤及渗漏,囊壁厚薄是否均匀。②术前清洗、消毒及术中使用时,切忌乳房假体与锐器接触,以防止不慎损伤或致暗伤。③术中植入假体时,挤压、推进手法应轻柔,切忌使用暴力、抢速度。④缝合切口时,应注意用钝器挤压假体,直视下准确缝合,切勿刺伤假体。⑤分离腔隙范围应足够大,并不得有条索羁绊,以使乳房假体充分伸展,不皱褶。

第八节 内镜隆乳术的临床研究

一、临床资料

2014 年 1 月至 2016 年 1 月,统计来自笔者所在科室接受隆乳术的 60 例患者的临床病例资料和随访结果。患者均为健康女性。所有患者均因自然原因要求整形,排除乳腺创伤、乳腺切除术后等乳腺畸形的情况。其中采用内镜辅助下隆乳术 30 例,并与同期 30 例传统手术方法隆乳术进行对比研究,均采用经腋下切口行胸大肌下间隙硅凝胶假体植入隆乳术。假体采用圆形上海康宁毛面硅凝胶假体,假体大小为 180~260 ml。随访时间为 3 个月至 2 年,平均随访时间为 12 个月。

内镜组:本组患者 30 例(60 侧乳房):年龄 23~46 岁,平均 25 ± 1.5 岁,未生育、乳房过小、乳房发育不良者 20 例;哺乳过后乳腺萎缩者 10 例,其中伴乳房轻度下垂 5 例。

传统组:本组患者 30 例(60 侧乳房):年龄 22~45 岁,平均 26 ± 2.2 岁,未生育、乳房过小、乳房发育不良者 21 例;哺乳过后乳腺萎缩者 9 例,其中伴乳房轻度下垂 2 例。

二、评价方法

1. 内镜组和传统组两组患者临床指标:手术时间、术中出血量、术后引流量、术后下床活动时间和住院时间。

2. 分别于术后第 1 周、第 1 个月、第 3 个月、半年和 1 年对内镜组和传统组两组患者通过电话、微信或现场进行复诊和随访。统计近期和远期并发症的发生,并发症包含慢性疼痛、血肿、感染、包膜挛缩、乳头及乳晕感觉障碍、双峰畸形。

3. 分别于术后半年对两组患者进行复诊和随访。采用术者评价和患者问卷调查相结合的形式。评价内容包括乳房形态、乳房柔软度、有无假体移位和包膜挛缩及畸形出现、假体边缘不可见度、乳头及乳晕感觉、双上肢功能及活动是否正常。术者评价等级分为优、良、中、差。患者问卷调查结果分为非常满意、满意、基本满意、不满意。评价标准:参照乳房健美标准评分表(表 11-1)及 Baker 提出的隆乳术术后乳房硬度分级标准。

表 11-1 乳房健美标准评分表

评价内容	级别			
	优	良	中	差
乳房形态	对称,挺拔,位置正常,大小适中,不佩戴胸罩时乳沟形成好	对称,佩戴胸罩时乳沟形成好,或位置稍高或稍低	基本对称,佩戴胸罩时乳沟形成一般,或位置稍高或稍低	不对称,佩戴胸罩时乳沟形成不好,位置过高或过低
乳房柔软度	乳房质感好,柔软且弹性好	乳房质感较好,较有弹性	乳房质感可,尚有弹性	乳房质感差

评价内容	级别			
	优	良	中	差
假体移位、包膜挛缩与畸形	无包膜挛缩,无可察觉的包囊形成	形成可察觉的假体包囊	包囊轻度变硬,但患者能耐受,不造成影响	形成扭曲的、使患者感到不舒适的挛缩包囊,弹性差
假体边缘不可见度	平卧及站立都未见	站立不明显,平卧隐约可见	平卧、站立皆隐约可见	平卧、站立皆明显可见
乳头及乳晕感觉	术前、术后无变化	早期感觉轻度减退,术后 1 个月内逐渐恢复	轻度感觉减退,术后 1~6 个月逐渐恢复	感觉减退,术后 6 个月未恢复
双上肢功能及活动情况	术前、术后无变化	早期减退,术后 1 个月内逐渐恢复	轻度减退,术后 1~6 个月逐渐恢复,对日常生活无明显影响	明显减退,术后 6 个月内未恢复,影响日常生活

4. 统计分析。本研究的内镜组与传统组用 Excel 2007 建立分析数据库,采用 SPSS 15.0 进行统计分析。计量资料用均数 ± 标准差即 $\bar{x} \pm s$,组间计量资料均数的比较用 t 检验,计量资料利用卡方检验比较各因素在两组别的频率分布差异。假设检验为双侧检验,检验水准设置 $\alpha =0.05$。

三、结果

1. 一般情况　内镜组与传统组患者在年龄和患病程度等方面基本相同,不存在统计学差异,具有较强的可比性。两组患者进行隆乳术,通过术后随访,效果显著,胸部不适感、下垂等症状得到有效缓解,治疗无效率为 0。

2. 手术相关指标比较　内镜组手术时间与传统组手术时间相差不大(56.30 ± 4.52 min vs. 55.73 ± 3.14 min),相差不显著(P=0.574 9)。内镜组术中出血量(15.30 ± 3.84 ml vs. 32.10 ± 4.73 ml)、术后引流量(22.73 ± 4.44 ml vs. 42.60 ± 7.50 ml)、术后下床活动时间(8.00 ± 1.84 h vs. 14.40 ± 2.50 h)和住院时间(3.07 ± 0.94 d vs. 5.83 ± 0.91 d)均显著低于传统组。二者相比,传统组较内镜组明显升高,亦表现为差异极显著(P<0.05),具有统计学意义(表 11-2,图 11-21)。

表 11-2　两组患者各项临床指标比较结果统计($\bar{x} \pm s$)

组别	例数	手术时间(min)	术中出血量(ml)	术后引流量(ml)	术后下床活动时间(h)	住院时间(d)
内镜组	30	56.30 ± 4.52	15.30 ± 3.84	22.73 ± 4.44	8.00 ± 1.84	3.07 ± 0.94
传统组	30	55.73 ± 3.14	32.10 ± 4.73	42.60 ± 7.50	14.40 ± 2.50	5.83 ± 0.91
t		0.564 0	15.099 4	12.490 2	11.297 5	11.536 8
P		0.574 9	0.000 0	0.000 0	0.000 0	0.000 0

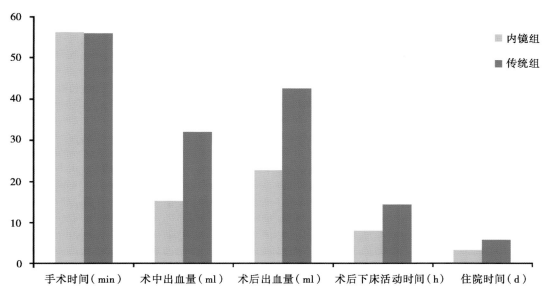

图 11-21 两组患者各项临床指标比较柱状图

传统组 30 例患者中并发慢性疼痛、血肿、感染、乳头及乳晕感觉障碍、包膜挛缩、双峰畸形疾患的患者总计 10 例,占所有患者的 33%;内镜组 30 例患者中并发慢性疼痛、血肿、感染、乳头及乳晕感觉障碍、包膜挛缩、双峰畸形疾患的患者总计 3 例,占所有患者的 10%,二者相比,内镜组较传统组差异显著($P<0.05$),具有统计学意义(表 11-3)。

表 11-3 两组患者术后远期并发症比较结果统计(n)

组别	例数	慢性疼痛	血肿	感染	乳头及乳晕感觉障碍	包膜挛缩	双峰畸形	合计(%)
内镜组	30	2	0	0	0	1	0	3(10)
传统组	30	3	1	1	1	3	1	10(33)
x^2								4.811 8
P								0.028 3

内镜组与传统组各项指标中术者评价优良率分别为:乳房形态 96.7%、66.7%。$P<0.05$,具有统计学意义。乳房柔软度 93.3%、70.0%,$P<0.05$,具有统计学意义。假体边缘不可见度 96.7%、76.7%,$P<0.05$,具有统计学意义。乳头及乳晕感觉 93.3%、66.7%,$P<0.05$,具有统计学意义。双上肢功能及活动 100%、73.3%,$P<0.05$,具有统计学意义。可以看出,内镜组术后乳房形态、柔软度、假体边缘不可见度、乳头及乳晕感觉、双上肢功能及活动等多项优良率均大于传统组(表 11-4,图 11-22)。

表 11-4　术者评价结果

评价内容	内镜组					传统组					x^2	P
	优	良	中	差	优良率	优	良	中	差	优良率		
乳房形态	25	4	1	0	96.7%	16	4	7	3	66.7%	9.475 6	0.023 6
乳房柔软度	24	4	2	0	93.3%	14	7	6	3	70.0%	8.449 8	0.037 6
假体边缘不可见度	27	2	1	0	96.7%	17	6	6	1	76.7%	8.844 2	0.031 4
乳头及乳晕感觉	23	5	2	0	93.3%	14	6	6	4	66.7%	8.280 1	0.040 6
双上肢功能及活动	28	2	0	0	100.0%	19	3	7	1	73.3%	9.923 4	0.019 2

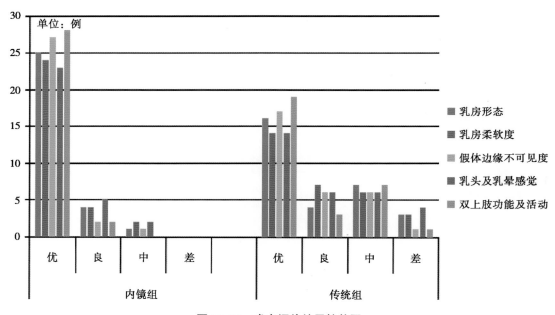

图 11-22　术者评价结果柱状图

　　非常满意率内镜组达到了 86.66%，而传统组为 73.33%。将两组患者对隆乳术的总体满意率进行对比，内镜组为 93.33%，实验组为 73.33%，$P<0.05$（表 11-5）。

表 11-5　患者满意率

组别	例数	非常满意	满意	基本满意	不满意	总体满意率（%）
内镜组	30	26	2	1	1	93.33
传统组	30	16	6	5	3	73.33

$x^2 = 8.047\ 6$；$P = 0.045\ 0$

第九节 内镜隆乳术的技术特征

1. 数字高清技术,神经及血管清晰　内镜隆乳术以数字传输为基础,最大的优势在于数字高清,在直视下进行手术操作,神经及血管清晰。其原理为:根据光学原理,将光学图像转换成数字信号,摄像头产生的数字信号经摄像电缆传至内镜图像处理器,转换为视频信号,输出到高清显示器上,实现数字化传输,医师可以通过观看高清显示器,同时结合高频手术仪,通过内镜电钩及辅助器械,利用其热作用进行电切和电凝,实现腔隙的剥离和止血,使手术本身的创伤有所降低。该隆乳技术通过数字化内镜系统的运用,使之类似显微外科手术,高倍清晰放大,剥离更精细,手术安全有保障。

2. 改良式二人操作,缩短手术时间　国内外大部分术者运用内镜隆乳术时采用单人操作,即左手持内镜拉钩及内镜,右手持电钩剥离腔隙。其缺点在于一人操作时间久,单手剥离不够精确,左手长时间持内镜装置会感觉疲惫,造成稳定性不足。内镜隆乳术采用新的手术方式:手术由术者和一位助手共同完成,术者在患者头与肩之间进行手术操作,由助手提起内镜隆乳专用拉钩,掌握方向及深度,为术者提供清晰的手术视野。术者右手持内镜电钩,左手持内镜抓持器,双手配合,实现腔隙的剥离和止血。

3. 电钩胸大肌下筋膜剥离,层次分明　内镜隆乳术基本采用腋下切口进行,乳晕下切口不方便内镜下操作。通过腋下切口,容易辨别胸大肌下间隙,不容易误入其他平面,观察显示器就能实现内镜下直视电钩分离,避免盲视下乳房剥离子钝性剥离,胸大肌与胸小肌之间筋膜为疏松结缔组织,无大的血管及神经穿支,易于剥离。

4. 立体定位,确保两侧腔隙大小一致　术中剥离过程中,当剥离到距术前预先设计线较近时,可以沿设计线每隔 2 cm 左右刺入套管针,进行精确立体定位,术中剥离时当在镜下看到白色套管时,即表明剥离到位,左、右两侧都进行如此定位,则可确保两侧乳房腔隙大小一致,实现双侧乳房对称。

5. 水分离技术,让手术无出血　内镜隆乳术将麻醉肿胀技术运用于术中。应用钝头注水针将肿胀液 120~150 ml 经腋下切口注入术前标定拟分离区域胸大肌下,注入过程就可实现“水分离”效果,同时肿胀液中含有少量肾上腺素,能收缩血管,减少术中剥离时可能碰到的细小血管引起的出血。

6. 腋下单孔操作,切口隐蔽,符合美学要求　内镜隆乳术采用单孔操作,由助手手持 L 型拉钩制造人工腔隙,内镜器械均由腋下切口进入。由于器械较多,如果不经改良,一方面器械很难全部进入仅 3~4 cm 大小的切口进行操作;另一方面器械与器械之间相互摩擦和碰撞,无法保持足够的空间供术者操作。在这种情况下,笔者所在内镜隆乳技术团队研发出自带吸引器的电钩、自带负压吸引器的内镜隆乳专用 L 型拉钩等多功能器械,让手术医师能顺利完成此类手术操作,提升手术效率,让医师在愉悦和相对自由的手术空间中完成手术。除此之外,单孔操作可以最大限度地减少由多个切口造成的瘢痕,避免不必要的切口,使得手术效果更加美观,符合求美者的生理和心理需求。

7. 应用弹性绷带,确保两侧高低一致　术区弹性绷带剥离范围固定,沿乳房下皱襞最低点下 1.5~2 cm 使用弹性绷带固定,确定为术中剥离范围的“警戒线”,在大量的临床工作中,笔者所在团队选用弹性绷带作为"警戒线",在术前设计完成后,沿着剥离范围最低线绕于下界。术前术区消毒时,务必用消毒液反复湿透弹性绷带,避免消毒不彻底。术后不立即剪断绷带,直到术后 7~9 d 切口拆线时才一并剪掉,起到固定乳房的作用,避免了术后假体的下移。

8. 应用乳房模拟器,确保术后效果　充分剥离好假体植入腔隙后,术者将假体植入腔隙,查看效果。如放置不满意,往往需要反复取出和塞入假体,既耗时间,又耗体力,给医师带来不便。笔者使用自行创新设计的乳房模拟器很好地避免了这一问题。乳房模拟器采用与扩张器一致的硅橡胶材质,可耐高温,可消毒反复使用,对身体无害。按照乳房假体规格制作成相应大小的乳房模拟器,用注射器向内注入同体积的空气后观察乳房大小及对称情况,推动乳房模拟器,保证剥离腔隙范围比乳房模拟器半径宽 2 cm。待调整最佳形态后再植入假体,确保手术美学效果。

9. 6 项专利发明,为手术保驾护航　笔者向由中华人民共和国国家知识产权局申请的用于内镜隆乳术的专利有 6 个。①L 型隆乳内镜装置(专利号:ZL201420455804.6);②拆卸式隆胸整形手术电凝分离钳(专利号:ZL201320151777.9);③隆胸整形环形电极装置(专利号:ZL201320151737.4);④隆胸整形内镜持镜装置(专利号:ZL201320151360.2);⑤乳房整形齿型剥离子(专利号:ZL201320151632.9);⑥医用剥离钳(专利号:ZL201320151725.1)。

(1)L 型隆乳内镜装置

结构特征:本装置包括弯折成直角形状的硬质内镜,硬质内镜直径为 10 mm,硬质内镜内镜头的偏角选择 30°。在结构上包括弯折成直角形状的硬质内镜,硬质内镜一条直角边从内镜套管一端插入,另一直角边顶部设有冷光源连接处,并且顶端还设有目镜,通过在目镜处观看,就能看到另一端出口部的图像,内镜套管一端上设有固定内镜螺丝,通过拧紧固定内镜螺丝,可将插入内镜套管内的硬质内镜紧固。钩体和手柄为一体设计,钩体与手柄相接处为直角,钩体固定在内镜套管上且钩体头部倾斜长出内镜套管,手柄紧贴硬质内镜的垂直于内镜套管的直角边,负压吸引通道也为直角形状,且一直角边固定在内镜套管上,且通道口长出内镜套管,另一直角边紧贴硬质内镜的垂直于内镜套管的直角边且顶端位于目镜下方,其顶端处设有吸引头。

作用:腋下入路隆乳术相比经乳晕下切口和乳房下皱襞切口隆乳术具有切口隐藏在腋窝的优点(图 11-23)。本装置的有益效果是使得隆乳术医师在腋窝入路隆乳术中可以在直视下精细地完成手术。

评价:本装置解决了现有的隆乳术没有合适的手术辅助器械而采用的钝性、盲视下的剥离技术造成很多术后并发症的问题。

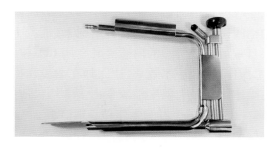

图 11-23　L 型拉钩,30°内镜成直角,方便操作时不与剥离器械拥挤

（2）拆卸式隆胸整形手术电凝分离钳

结构特征：拆卸式隆胸整形手术电凝分离钳主要适用于隆乳术，包括钳夹、钳座、绝缘套、钳杆、拉杆、电凝插座、固定手柄、活动手柄，还包括旋转器、旋转套和螺套，所述的旋转套一端套入旋转器拧紧固定，另一端与螺套拧紧固定，螺套套入固定手柄内；固定手柄内固定有旋转定位块，旋转套套入旋转定位块；旋转定位块上开有 8 个旋转定位座，旋转套内安装有钢珠和弹簧，钢珠与旋转定位座互相匹配吻合；旋转器在 360°范围内转动定位。拆卸式隆胸整形手术电凝分离钳还包括压帽、锁卡、压紧螺母和复位弹簧，所述的复位弹簧安装在固定手柄内，锁卡的底端套入固定手柄与复位弹簧匹配连接，顶端穿过压紧螺母套入压帽并固定；压紧螺母与固定手柄拧紧固定，锁卡可在其内滑动；锁卡开有锁卡孔，固定手柄内开有手柄内孔，锁卡孔与手柄内孔形状及大小一致。钳杆后端开有钳杆卡槽，钳杆后端套入旋转器，穿过旋转套和固定手柄，在复位弹簧的作用下，锁卡孔卡入钳杆卡槽，钳杆与固定手柄连接；拉杆后端设置有钳杆座，拉杆穿过钳杆，活动手柄内开有卡槽，钳杆座卡入卡槽，拉杆与活动手柄连接；拉杆近后端开有拉杆定位槽，钳杆内近后端焊接有弹簧片，弹簧片卡入拉杆定位槽，拉杆与钳杆连接。在隆乳术中，需要应用电凝钳。

作用：现有技术一般有单极和双极电凝钳，但不能拆卸，其缺陷是手术后消毒麻烦，会引起手术电凝过程中感染，满足不了理想的手术后消毒效果。拆卸式隆胸整形手术电凝分离钳可以克服现有技术中存在的上述不足，结构设计合理、手术后可拆卸进行清洗及消毒、手术使用方便且安全。

评价：在旋转器的控制下，钳夹的方向可调整定位，手术过程中应用灵活；既可电凝止血，手术后又可拆卸进行清洗及消毒，结构设计合理，手术使用方便、安全。

（3）隆胸整形环形电极装置

结构特征：隆胸整形环形电极装置包括电极座、导电杆、绝缘套、器杆、手柄、封帽和电源插座，还包括环形电极。环形电极的一端固定在电极座内并与导电杆焊接固定，另一端头部呈环形，其头部向上弯并暴露在电极座的顶端外，应用刨切方法进行隆乳术，刨切效果好，并达到电凝止血的目的。

作用：在隆乳术中，需要对人体皮下组织进行手术检查和切割，现有技术是用一般的整形刀具和剪刀，其缺陷是会出血，需要止血和冲洗，手术操作麻烦，满足不了理想的手术效果。本装置可克服现有技术中所存在的上述不足，主要适用于隆乳术。

评价：该装置结构设计简单、合理，手术使用方便、安全。

（4）隆胸整形内镜持镜装置

结构特征：本装置整体由金属和耐高温材料制作，可以清洗和高温消毒，主要适用于隆乳术。结构包括手柄、镜鞘、穿刺头、冲吸管、冲吸接口、镜座、镜锁和软质进口。穿刺头焊接固定在镜鞘的一端，镜座焊接固定在镜鞘的另一端；冲吸管有两根，一端分别与两个冲吸接口焊接固定，两根冲吸管焊接在镜鞘的两侧、穿刺头的下方；镜锁拧入镜座螺纹连接，软质进口套入镜座固定；手柄在中部向下弯，在前端向内弯；穿刺头呈扁平片状，焊接在镜鞘一端的上外侧面，且从根部向上弯；冲吸管根部向上弯，头部向上弯，且头部弯曲角度与穿刺头一致。

作用：本装置整体由金属和耐高温材料制作，可以清洗和高温消毒，主要适用于隆乳术，安全、方便。

评价:在隆乳术中,一般切口越小越好,但必须对人体皮下组织进行手术检查。现有技术中,需用导光仪进行直视,对人体皮下组织进行手术检查,并需配备冲吸设备和其他器械,其缺点是切口大,手术后会在人体表面留下明显瘢痕,满足不了理想的手术效果。本装置的镜鞘与穿刺头为一体,内镜可以穿入镜鞘内,与穿刺头同步进入人体皮下组织,手术切口小,且镜鞘与穿刺头安装有冲吸设备,可进行手术冲吸,结构设计更合理,手术使用方便、安全,治疗效果好。

(5)乳房整形齿型剥离子

结构特征:乳房整形齿型剥离子包括手柄、卡套、剥离杆和剥离头,还包括剥离齿。剥离头与剥离杆垂直,剥离齿开在剥离头的内侧,剥离杆和剥离头连成一体。

作用:该装置整体由金属材料制作,可以冲洗消毒,也可以高温消毒,主要适用于隆乳术。在隆乳术中,需要对表皮与皮下组织进行分离,手术技术细腻。

评价:现有技术是用一般的手术钳和手术剪刀进行表皮与皮下组织的分离,手术操作不方便。剥离头开有剥离齿,在手术中不易松脱,在人体表皮与皮下组织之间剥离效果好,手术使用方便、安全。

(6)医用剥离钳

结构特征:医用剥离钳是一种专用于人体内部器官进行剥离的专用直视剥离钳,属于医疗器械,包括固定手柄和活动手柄,它们之间通过螺栓转动连接,还包括拉杆槽、转轮、钳杆座、转轮轴、转轮轴套、固定板、固定套、轴承、钳杆、拉杆、拉杆座、钳夹、钳头座、绝缘套和旋转套。活动手柄上开有拉杆槽,钳杆外套装有绝缘套,钳杆与转轮焊接固定。钳杆座内套有钳杆并与转轮拧紧固定,转轮内穿接有所述旋转套,旋转套与钳杆固定连接,转轮内侧卡接有轴承,轴承上套装有转轮轴,转轮轴内套装有旋转套,固定板与转轮胶合固定,转轮轴套装在固定板上。

作用:在手术过程中,一旦在人体体内发现病灶,则需要切除。在手术切除过程中,需要查找病灶部位,在查找过程中,体内器官之间需要剥离,现有技术是在人体体内造成气腹,使手术操作有一定的空间,再用其他钳类进行体内器官剥离,其缺点是:一、使用气腹手术,手术时间长,且伤口愈合慢,如果患者身体虚弱,伤口愈合效果就更差;二、用手术刀进行体内器官分离,易伤及其他器官,满足不了理想的手术效果。医用剥离钳可解决现有技术的不足。

评价:结构设计合理,能对人体内组织、器官和病灶进行剥离,手术创面小,伤口愈合快,手术使用方便、安全。

第十节　讨　论

随着近几年 3D 技术的快速发展,带来了许多神奇的体验,同时也促进了医疗行业技术设备的发展和新成果的出现。一直以来,显微外科医师和微创外科医师都使用目镜观察手术视野情况,然而一般的二维显示器无法获得景深信息,为医师的手术操作带来不便,直到 3D 技术的出现,才使得这一想法得以实现。

3D 技术是基于人类左、右眼在观看客观世界时的轻微的差异而产生的。由于从不同的视角,人类的左、右眼会看到不同的略有差异的图像,大脑在接受两只眼睛传输的图像后,会将两幅图像进行处理和信息融合,这样就会获得三维感觉,并看事物有深度感。近几年来,笔者用 3D 内镜技术还原了传统外科手术的立体层次感,提高了手术质量和效率:与2D 内镜手术相比,3D 内镜手术的优点:一方面,将 2D 内镜展示的二维平面手术视野还原了可以与传统手术相提并论的立体空间层次感;另一方面,3D 内镜还保留了 2D 内镜手术的巨大优势,助手可根据术者的要求灵活扶镜,使镜头可以在腹腔、盆腔及人工腔隙等各脏器之间查找出需要剥离的范围及找到病变的部位,通过腹部几个 8~12 mm 的孔或者 3~5 cm的切口,借助内镜专用器械的辅助作用,对病变的器官或组织实施切开、止血、剥离、缝合等外科操作。这同样也可以减少术后并发症,最大限度地降低对神经、血管及术区其他组织的损伤,提高手术效率,减少手术出血,提高手术质量。同时,在教学方面,3D 内镜有利于内镜医师更好、更快地熟悉内镜操作,这在很大程度上促进了内镜技术在医疗领域的应用与普及。以 3D 内镜隆乳术为例,术者能够准确地判断胸大肌下或乳房后间隙各组织之间的层次,在手术的时候可以加快分离腔隙和增加术中止血的速度,同时术者的操作步骤和手术习惯并没有改变,这就明显地提高了手术医师对内镜的学习热情和兴趣,明显缩短了术者学习时间,加快内镜手术技术的应用和普及,并且 3D 腹腔镜手术所用的手术器械完全与 2D 相同,医师掌握起来更加容易。

常规的 3D 内镜手术术者必须佩戴眼镜观看 3D 显示器图像,并保持正确的观看距离和角度,才能进行手术操作,这样会给术者带来一定的不便。然而,运用裸眼 3D 显示技术能更好地解决这一问题。裸眼 3D 显示技术即裸眼立体显示技术,指不需要和传统的 3D技术一样佩戴 3D 专用眼镜等任何辅助设备就能够获得立体视觉效果的技术,其主要的作用机制是通过使用光学仪器,将双眼视图呈现在显示屏上,这样相对应的立体视图就能够被人眼所捕获。因为它的图像分割装置和图像通道不是固定的,所以将这种实现立体显示的方法称为空分法。

裸眼 3D 之所以会产生"立体对"图像,就是因为它在进行左、右眼不同的图像拍摄的同时,也采用符合标准的双镜头,这样做的好处是能够将拍摄的这两幅不同的视差图像制作成同一标准并组合在一起的图像。由于人眼的双眼存在着视觉视差,裸眼 3D 立体显示器为了完美地解决这一问题,还增加了人眼跟踪定位功能,这样就能消除重影,并适时调整画面,使更多观看者身临其境地获得更大的感官感受。裸眼 3D 手术系统中最主要的技术要求和特性是实时性和深度准确,随着裸眼 3D 技术的不断进步和成熟,它在更多的手术中发挥重要的作用,比如在显微手术中,将它充当"电子眼",能够保证手术效果,对医学的发展具有重要意义。医师利用立体显示技术,从而获得比平面显示更多的诊疗状况方面的视觉信息。然而,国内无论是算法或者软件开发的水平都比国外要落后,开发裸眼 3D 显微手术并非一朝一夕就能够完成的,在正式应用前必须要进行大量的研究和探索,在我国,裸眼 3D 技术目前主要在腹腔镜胃肠外科手术中使用。

第十二章

内镜双平面隆乳术

随着外科医师对隆乳术追求的不断加深,双平面隆乳术被越来越多的外科医师接受并采用。双平面隆乳的概念最早是 2002 年由美国的整形医师 Tebbetts 基于乳房下皱襞切口提出的。虽然乳房下皱襞切口在国内隆乳术中应用较少,但是双平面技术带来的乳房的动感却是医师追求的目标。笔者结合国内患者的需求,在近两年采用改良双平面隆乳术治疗乳房过小和乳房下垂,效果令人满意。

第一节　手术特点

1. 假体植入的层次是胸大肌下,而不是乳腺后。
2. 只离断乳房下皱襞上方的胸大肌起点,而不离断胸骨缘处的胸大肌起点。
3. 植入的假体应一部分位于胸大肌下,一部分位于乳腺后,以争取在减少和避免并发症的同时获得最佳的软组织覆盖。

第二节　术前准备

一、术前设计

患者取直立位,双手叉腰。使用设计笔标记胸骨切迹和剑突,然后将两点连接起来形成胸骨中线。标记乳房下皱襞、腋前线和第 2 肋皮肤投影线,距胸骨中线 1 cm 处的剥离禁区,连接成两个近似圆形的剥离区域。并在乳房下皱襞上方 1 cm 处标记胸大肌离断的位置。标记胸大肌外侧缘,并在腋窝顶部的天然褶皱处设计手术切口,注意隐蔽手术切口不超过胸大肌外侧缘(图 12-1)。

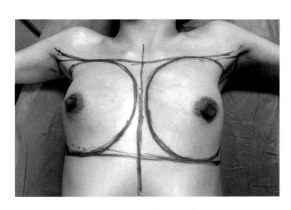

图 12-1　术前设计

二、手术麻醉

手术采用气管内插管全身麻醉,不建议采用静脉麻醉,因其可增加手术的风险和不可控性。使用肌肉松弛药减小胸大肌的张力,便于术中分离和离断胸大肌,也有利于减轻对胸大肌的损伤,充分暴露视野。

三、手术器械的摆放和患者体位

双平面隆乳术是使用内镜辅助完成的一项技术操作,与传统盲视下手术相比,需要用到更多的手术器械和设备,3D 显示屏、主机等器械和设备的摆放直接关系到手术的速度。笔者一般会在手术床的尾端摆放 3D 显示屏和主机,这样便于术中操作,有利于提高手术的精准性和可控性。患者取双上肢外展位,暴露腋下切口,双上肢固定于手架上。

第三节　手术步骤

1. 常规碘酊固定,画出手术设计线后进行消毒、铺巾,并沿着手术设计线注射肿胀液,进行初步的水浸润和分离,以减少术中出血和维持视野清晰。腋下切口(图 12-2)大小一般为 3~4 cm,沿着腋下切口设计线切开皮肤,用组织剪分离皮下脂肪组织,术中注意保护腋窝脂肪垫,以免术后并发症的发生。

2. 沿着皮下浅层向前分离至胸大肌外侧缘,用甲状腺拉钩将皮肤和皮下组织牵开,显露胸大肌外侧缘,钝性分离胸大肌外侧缘,进入胸大肌下间隙,制造出最初的腔隙,使用光导拉钩检查有无活动性出血。在胸大肌下间隙置入注水针,沿着术前设计线在胸大肌下间隙进行注射,尤其在胸骨外侧缘的胸大肌起点处进行充分水分离,确保在不损伤胸廓内动脉的前提下尽量塑造乳沟。

3. 置入内镜,将第 2 肋作为一个关键的解剖标志,从而保证内镜方向的正确性。注意植入腔隙的正确性,切勿损伤胸小肌,用电钩采用往前推或者往后钩的方式进行腔隙间分离,注意精准止血,以防出血较多影响手术视野。按照术前设计的范围剥离胸大肌下间隙,尤其注意打断对胸大肌下间隙有束缚的纤维条索,以防包膜挛缩的形成。在分离的过程中,要预先对有潜在出血点的位置进行预防性止血,这是维持内镜下视野清晰的关键。笔者一般习惯以在设计线上插入注射器针头的方式来确定剥离的范围是否到位。还需要注意的是,要完成胸大肌腔隙的完整分离,一定要保证内镜下方向和方位正确。

4. 双平面技术的关键在于离断乳房下皱襞上方的胸大肌起点(图 12-3),释放胸大肌对假体的束缚力,以增加乳房的活动度。最开始离断的胸大肌起点为乳房下皱襞的内侧与胸骨外侧缘的交点,在内镜下需要仔细确认该点的位置与皮肤上的标记点相一致。电钩位于乳房下皱襞上方 1 cm 左右,在乳房的 4 点至 8 点的位置离断胸大肌起点处的肌束。离断过程由内侧向外侧进行,由左向右,显露乳腺后的黄色脂肪组织,并置入剥离子圆润剥离腔隙,并上翘胸大肌,增加离断后的胸大肌与离断后的胸大肌起点的距离,以达到更好的双平面的效果。

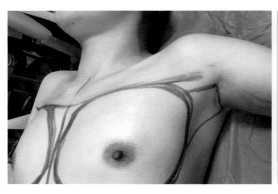

图 12-2　切口设计

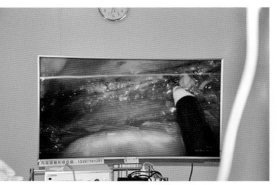

图 12-3　内镜下离断胸大肌起点

5. 用含有抗生素的生理盐水冲洗假体植入腔隙。置入阴道拉钩和大甲状腺拉钩,一个拉钩放在上方与锁骨平行,另一个拉钩与外侧肌肉离断的方向平行。两个拉钩之间留有间隙并保持方向垂直。塞入假体时,术者一手握住假体,另一手沿着假体边缘旋转式将假体塞入腔隙(图 12-4),两手指夹住假体,调整假体的位置直至最佳,确保双侧乳房对称后缝合切口。切口外翻缝合,减少瘢痕增生。

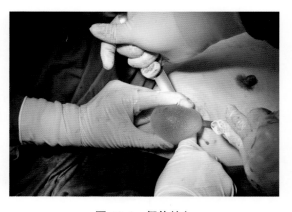

图 12-4　假体植入

第四节　典型病例

双平面隆乳术典型病例术前及术后对比,见图 12-5。

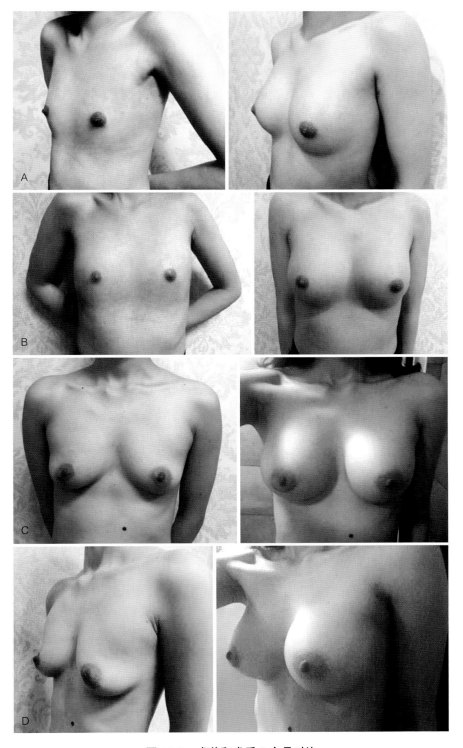

图 12-5　术前和术后 3 个月对比
A. 病例一正侧位；B. 病例一正位；C. 病例二正位；D. 病例二正侧位

第十三章

内镜二氧化碳气腹机隆乳技术

笔者创新性地使用手套和软质塑料管制成封闭操作装置,并结合二氧化碳气腹肌和内镜应用于隆乳术,与 L 型内镜装置隆乳术相比,由于充气法能够建立良好的操作空间,使空间更大,加之内镜的放大作用和优良的暴露效果,内镜下手术操作简单、快捷,视野更加清晰。

第一节 术前准备

一、标记

术前标记在医师办公室进行。患者站立位照相,使用记号笔做精细的标记。术前画出将来乳房的外形可以预测手术效果,节省手术时间。需要仔细测量乳房下皱襞的位置。

二、手术室器械摆放和患者体位

手术时,术者应处于最方便的位置操作,确保可直接看到内镜显示器。腋下入路内镜隆乳术中,术者在患者头与肩之间操作内镜系统,显示器摆放在手术台尾部,这样显示器就不必随着医师到对侧操作再移动位置。光源、视频线、电凝线和负压吸引管都可以放在手术台尾部,不必移动(图 13-1)。患者取仰卧位,麻醉完成后上臂外展 90°,放在软垫上固定。

三、特殊手术器械

笔者使用德国 Storz 公司生产的腹腔镜显示系统,效果更清晰。10 mm 30°内镜,大口径内镜可以增加视腔的透光量,且不容易在操作过程中被损坏。电钩可以对组织进行切割

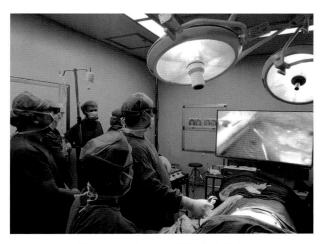

图 13-1　手术室布局及患者体位

和电凝。操作钳是辅助器械,同时可以用来止血。直径 5 mm 套管 2 个,一个用来置入操作钳,另一个用来置入电钩。10 mm 套管 1 个,用来置入内镜,并连接气腹机。二氧化碳供气系统和气腹机用于注入 CO_2,制造非生理性气腔,形成操作空间。负压吸引器用来吸烟。手套和软质塑料管制成封闭操作装置。

四、麻醉

不论是哪种切口方式的隆乳术,都最好采用全身麻醉。一般采用标准的气管内插管全身麻醉。

第二节　手术技术

一、器械制作与组装

应用手套和软质塑料管制成封闭操作装置,手套四指末端依次连接负压吸引管和 5 mm、10 mm、5 mm 套管(图 13-2)。

二、切口

切口在腋窝顶部,长 4~5 cm,位于胸大肌外侧缘之后。切开皮肤至脂肪层后,继续用高频电刀分离切口皮下周围,显露胸大肌外侧缘,用手指或止血钳钝性分离胸大肌下间隙或乳房后间隙,初步造出腔隙。

三、胸大肌下间隙或乳房后间隙剥离

置入封闭操作装置(图 13-3),负压吸引管连接负压吸引器,第一个 5 mm 套管置入操作钳;10 mm 套管置入腹腔镜,并连接气腹机和 CO_2 供气系统;第二个 5 mm 套管置入电钩。由 10 mm 套管的注气口注入 CO_2,使气压维持在 10~15 mmHg,建立操作空间。气体向四周膨胀,初步形成的腔隙膨胀起来,镜下视野清晰。

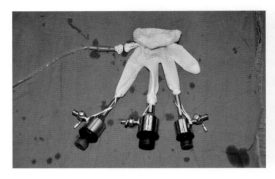
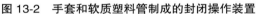

图 13-2　手套和软质塑料管制成的封闭操作装置

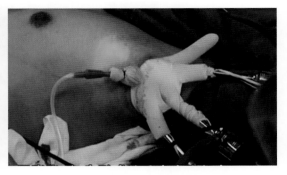

图 13-3　置入封闭操作装置

术者在患者头与肩之间操作内镜系统,左手持操作钳,右手持电钩,由助手掌握 10 mm 30°腔镜的方向及深度,即可进行高清直视下操作。开始从切口进入腔隙剥离的理想方向,是在切口下方朝着乳头和锁骨连线中点位置。术者持操作钳向上抵住即将剥离位置上方的组织,给予一定张力,方便电钩剥离,电钩可以钩,亦可向前推组织进行剥离。进行乳房后间隙剥离时,上面是疏松筋膜组织,用电钩贴着胸肌筋膜进行剥离;进行胸大肌下间隙剥离时,为疏松间隙,很容易剥离(图 13-4)。首先进行上中部腔隙剥离,接着进行内侧剥离,再沿乳房下皱襞剥离,必要时离断部分胸大肌起点(图 13-5),最后进行腔隙外侧剥离。

随着腔隙剥离的进行,CO_2 使已剥离的腔隙膨隆,术者可直观地见到剥离的位置是否剥离到术前标记的界限。如剥离过程中不慎出血,也可在直视下止血;如果遇到神经束,可充分游离,尽量避免切断,防止出现术后乳头感觉不敏感。

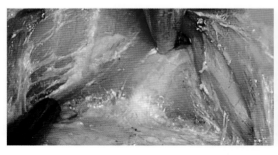

图 13-4　内镜辅助胸大肌下疏松筋膜组织剥离

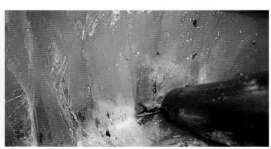

图 13-5　内镜下离断胸大肌起点

充分剥离完腔隙后,检查整个术区有无活动性出血,如有,用电钩止血。撤离封闭操作装置。

四、假体的植入

在腋下放置两个拉钩,拉钩臂伸入胸大肌外侧缘协助假体植入。用抗生素液冲洗手套及腋下皮肤。术者一手托住假体,另一手辅助假体进入。一旦假体进入,立即拿出拉钩,然后医师用手指将假体位置放正。

调整假体位置,使双侧乳头位于同一水平。对乳房外观不够圆润者,可做出标记,暂时撤离假体,在内镜下对相应部分进行剥离,最后达到美学标准。

五、关闭切口和包扎

缝合腋窝伤口时,准确对合各个解剖层次,逐层缝合,双侧不必放置负压引流管,清洁伤口后用乙醇纱布包扎,乳房上缘用弹性绷带加压包扎,以防止假体向上移位,常规应用抗生素 3~5 d。

第三节　操作要点

1. 利用手套和软质塑料管制作的封闭操作装置口径需大于腋下切口,避免不能形成封闭的空间,使腔隙不能膨胀。

2. 肋间壁神经和臂内侧皮神经的位置邻近腋下切口,术者在进行通路剥离时,无论是通向乳房后间隙,还是胸大肌下间隙,都应避免进入腋窝脂肪垫,保持在其前方进行操作。

3. 在剥离腔隙内侧靠近胸骨中线时,应注意有较粗的动、静脉从肋间隙穿出,需界定胸骨中线旁 1.5 cm 处作为腔隙剥离的内侧边界。同时应避免切断超过乳房下皱襞与胸骨缘相交点的任何胸大肌起点。

4. 充入 CO_2 时,充气压力维持在 10~15 mmHg,即可建立良好的操作空间。

5. 剥离过程中术者一手持电钩,另一手持操作钳,操作钳用来抵住腔隙上方组织,给予更大的张力,方便剥离。

6. 助手持腔镜时,应充分暴露手术视野,并避免与创面直接接触。如镜面碰上血液导致视野不清,可退出内镜,用聚维酮碘纱布擦拭。

第四节　讨　论

目前国内隆乳术 90% 仍为传统术式,腔隙的剥离仍在盲视下使用手指或剥离器钝性进行。能使用 L 型内镜装置隆乳术者很少。笔者创造性地应用手套和软质塑料管制成封闭操作装置,并结合二氧化碳气腹肌和内镜应用于隆乳术中。与传统隆乳术手术相比,这种新颖、独特的手术方法避免在术中钝性、盲视下的剥离操作,减少术中血管、神经的误伤,便于精确分离、止血;与 L 型内镜装置相比,采用充气法建立操作空间,使术者操作空间更大,不会造成器械拥挤的现象,视野更加清晰,腔隙剥离位置可以通过膨隆外观一目了然。采用 10 mm 30°内镜,大口径内镜可以增加视腔的透光量,且不容易在操作过程中被损坏。

相比经乳晕下切口和乳房下皱襞切口隆乳术,腋下入路隆乳术一直更深受广大患者的喜爱和欢迎,因为其具有切口隐藏在腋窝的优点。早期,腋下入路隆乳都是采用钝性、盲视下的剥离技术,所以可能造成很多术后并发症,如包膜挛缩、假体移位、慢性疼痛、蒙多病、乳房感觉障碍和血肿等。然而,随着内镜辅助腋下入路隆乳术的使用,结合精细的外科操作技术,许多问题可以得到解决,这种方法被广泛接受。内镜辅助腋下入路隆乳术可以通过设备的引导,放大手术视野,提高清晰度,增加分辨率,定位准确,止血彻底,减少了盲视手术的众多并发症,提高手术的安全性,缩短了患者术后恢复的时间,减轻术后疼痛。在手术效果上,也能够达到患者满意。笔者应用封闭操作装置,并结合二氧化碳气腹肌和内镜应用于隆乳术,更使内镜隆乳技术得到了改良和提高,内镜下微创技术在美容外科的应用将成为主导,并成为未来发展的方向,值得在临床推广和应用。

第五节　典型病例与内镜隆乳技术总结

一、典型病例

典型病例一

【病例资料】　孙女士,36 岁,公务员。

【主诉】　双侧乳房过小 10 余年。

【现病史及治疗方案】　双侧乳房过小 10 余年,双乳无明显下垂。设计采用二氧化碳气腔内镜辅助腋下切口隆乳术,双侧乳房选用圆形假体,均为 240 ml,术后半年效果满意(图 13-6)。

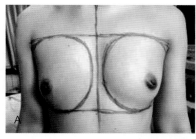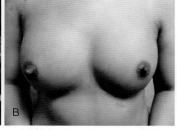

图 13-6　典型病例一

A. 术前;B. 术后半年

典型病例二

【病例资料】　刘女士,24 岁,模特。

【主诉】　双侧乳房过小 5 年余。

【现病史及治疗方案】　双侧乳房发育不良,双乳扁平,无明显下垂。设计采用二氧化碳气腔内镜辅助腋下切口隆乳术。双侧乳房选用圆形假体,均为 220 ml,术后半年效果满意(图 13-7)。

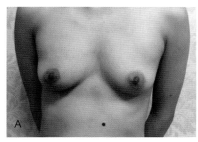 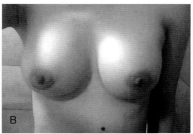

图 13-7　典型病例二
A. 术前;B. 术后 6 个月

典型病例三

【病例资料】　肖女士,38 岁,公务员。

【主诉】　双侧假体隆乳术后 15 年。

【现病史及治疗方案】　患者 15 年前行双侧假体隆乳术,现双侧乳房不对称。设计为双侧腋下切口,采用 3D 数字化内镜双侧假体置换术加双侧乳房内镜下包膜挛缩松解术。双侧乳房置换为 240 ml,术后 7 d 效果满意(图 13-8)。

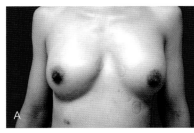 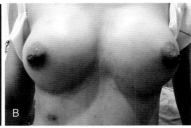

图 13-8　典型病例三
A. 术前;B. 术后 7 d

典型病例四

【病例资料】　阮女士,23 岁,个体职业。

【主诉】　双侧乳房过小 5 年。

【现病史及治疗方案】　双侧乳房过小 5 年,双乳扁平,无明显下垂。设计采用双侧腋下切口,行 3D 数字化内镜隆乳术。双侧乳房选用圆形假体,均为 240 ml,术后 20 d 效果满意(图 13-9)。

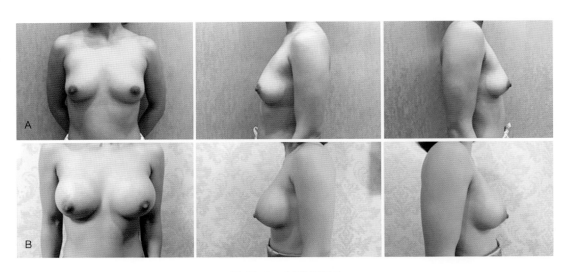

图 13-9　典型病例四
A. 术前;B. 术后 20 d

典型病例五

【病例资料】　张女士,36 岁,会计。

【主诉】　双侧乳房萎缩 10 余年。

【现病史及治疗方案】　产后乳房萎缩 10 余年,双乳扁平,双侧乳房轻度下垂。设计采用双侧腋下切口,行 3D 数字化内镜隆乳术。双侧乳房选用圆形假体,均为 220 ml,术后 7 d 效果满意(图 13-10)。

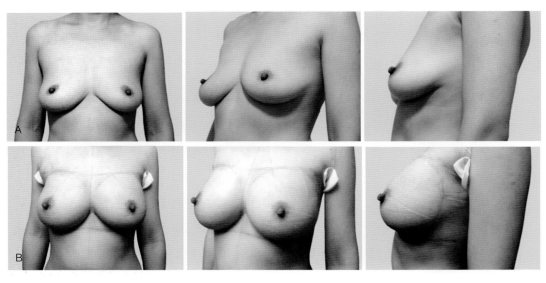

图 13-10　典型病例五
A. 术前;B. 术后 7 d

典型病例六

【病例资料】　刘女士,35 岁,自由职业。

【主诉】　双侧乳房过小 7 年。

【现病史及治疗方案】　产后乳房萎缩 7 年,双乳扁平,无明显下垂。设计采用二氧化碳气腔内镜辅助腋下切口隆乳术。双侧乳房选用圆形假体,均为 220 ml,术后 6 个月效果满意(图 13-11)。

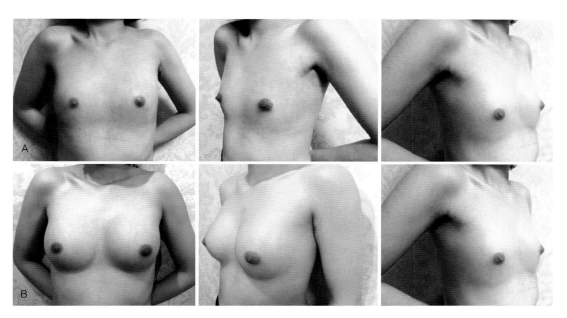

图 13-11　典型病例六
A. 术前;B. 术后 6 个月

典型病例七

【病例资料】　林女士,38 岁,自由职业。

【主诉】　双侧乳房过小 10 余年。

【现病史及治疗方案】　产后乳房萎缩 10 余年,双乳扁平,无明显下垂。设计采用腋下切口双平面隆乳术。双侧乳房选用圆形假体,均为 220 ml,术后 3 个月效果满意(图 13-12)。

典型病例八

【病例资料】　陈女士,41 岁,会计。

【主诉】　双侧乳房萎缩 10 余年。

【现病史及治疗方案】　产后乳房萎缩 10 余年,双乳扁平,轻度下垂。设计采用腋下切口双平面隆乳术。双侧乳房选用圆形假体,均为 250 ml,术后 6 个月效果满意(图 13-13)。

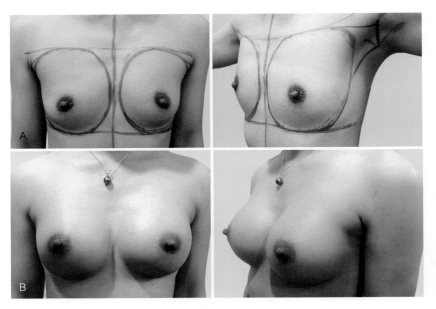

图 13-12　典型病例七

A. 术前;B. 术后 3 个月

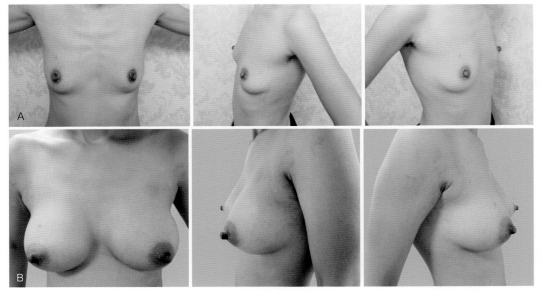

图 13-13　典型病例八

A. 术前;B. 术后 6 个月

典型病例九

【病例资料】　龙女士,43 岁,个体职业。

【主诉】　双侧乳房萎缩 10 余年。

【现病史及治疗方案】　产后乳房萎缩 10 余年,双乳扁平,无明显下垂。设计采用腋下切口双平面隆乳术。双侧乳房选用圆形假体,均为 240 ml。术后 6 个月效果满意(图 13-14)。

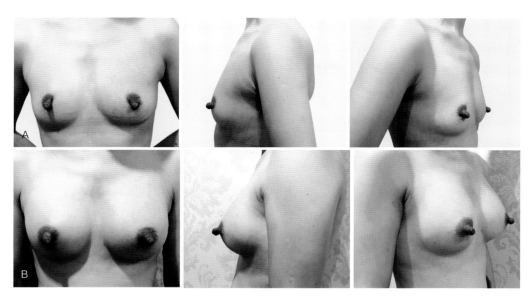

图 13-14　典型病例九
A. 术前；B. 术后 6 个月

典型病例十

【病例资料】　蒋女士，36 岁，教师。

【主诉】　双侧乳房过小 6 年。

【现病史及治疗方案】　产后乳房萎缩 6 年，双乳扁平，无明显下垂。设计采用腋下切口双平面隆乳术。双侧乳房选用圆形假体，均为 220 ml。术后 6 个月效果满意（图 13-15）。

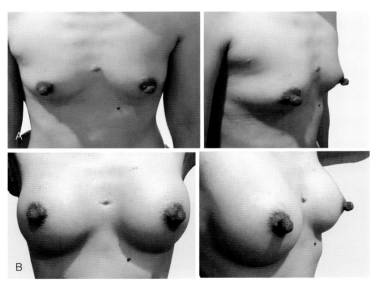

图 13-15　典型病例十
A. 术前；B. 术后 6 个月

典型病例十一

【病例资料】 欧女士,34 岁,公务员。

【主诉】 双侧乳房过小 4 年。

【现病史及治疗方案】 产后乳房萎缩 4 年,双乳扁平,无明显下垂。设计采用腋下切口双平面隆乳术。双侧乳房选用圆形假体,均为 220 ml。术后 6 个月效果满意(图 13-16)。

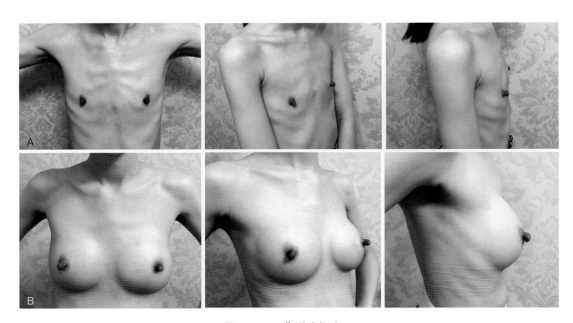

图 13-16 典型病例十一
A. 术前;B. 术后 6 个月

典型病例十二

【病例资料】 赵女士,48 岁,个体职业。

【主诉】 双侧乳房下垂 10 余年。

【现病史及治疗方案】 产后乳房下垂 10 余年,乳房下极至乳房下皱襞距离为 9 cm,重度下垂。行乳房下垂矫正术,效果满意(图 13-17)。

二、内镜隆乳技术总结

近几十年,外科发展的主要方向是微创手术。使用腹腔镜,无须开刀,医师只要在患者身上开几个"小洞",把腹腔镜伸到里面,然后通过传输到显示器中的图像,医师需要一边看显示器上的二维图像,想象出它们的三维图像,同时进行手术。由于传统显示器显示的是二维平面图像,无法呈现各种组织、结构之间的深度及层次,因此在手术操作过程中,对于器械控制的深浅很难把握,往往会因为器械操作过深而误伤周围组织。基于手术的安全性考虑,术者操作器械的动作及力度通常相对"保守",手术时间长、速度慢。

近年来,一项 3D 腹腔镜技术在中国的医院开始应用。对已经熟练运用 2D 技术进行外科手术的中国医师而言,通过 3D 高清腹腔镜系统,将步入一个完全还原肉眼感受的立

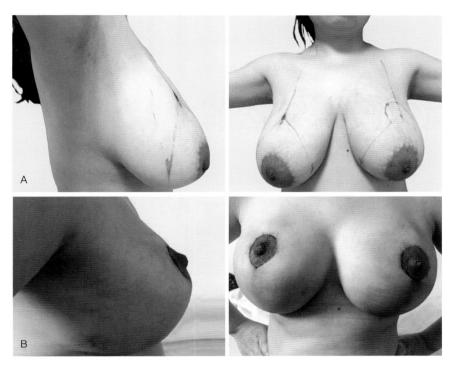

图 13-17　典型病例十二
A. 术前；B. 术后

体手术时代。它只需要在患者的术区开一个比较小的开口，然后将 3D 摄像镜头送入腹腔中，拍摄的 3D 画面就会清晰地呈现在佩戴 3D 眼镜的术者面前，医师通过观看立体画面准确定位，并用微型手术刀在腔隙内进行剥离和切除。医师可以直观地看到立体图像，这无疑能让他们在手术时精力更加集中，手术效率更高，对患者的创伤也比较小。这项技术综合了光学、影像医疗科技，能完整地呈现手术视野的立体感，使其在临床外科手术、观摩及教学中拥有特别的优势，并对远程会诊带来便利，成为中国临床手术发展的一次革新。从 3D 内镜技术的优势来看，其摄像系统还可以大大缩短术者的学习曲线，其使用方法和现有内镜摄像系统接近，不需要改变术者的手术习惯和操作步骤。

　　3D 在专业医疗领域还属于起步阶段。这主要是因为医疗行业对设备要求极为严格，需精细、准确、稳定、可靠，一个新型医疗设备需要长时间严谨的测评考量才能投放市场。由于 3D 医疗技术发展时间并不长，因此相关设备进入市场会较晚、种类也少，并且当前医疗设备均依托的是成熟的 2D 技术建设，如进行 3D 升级改造，不仅仅是更新几个设备那么简单，而是需要引入新的系统和理念，医师等相关人员也需要一个熟悉的过程。不过起步晚并不意味着发展慢。

　　2014 年 7 月 28 日，作为安全隆乳术的倡导者和先行者，李京教授在重庆主持完成了全球首例 3D 内镜隆乳术，此次手术的成功开展是对 3D 高清内镜手术技术的进一步探索与实践，说明我国的隆乳术技术完全与高科技接轨，达到了国际先进水平。数字化 3D 内镜隆乳术是隆乳术技术发展史上的重大进步，改写了新的隆乳术篇章。

第十四章

内镜包膜挛缩松解术

第一节　包膜挛缩形成的背景

　　目前,人们对乳房整形手术越来越认可,隆乳术已成为深受患者欢迎的乳房外科手术之一。有数据统计,全世界有 12 万左右的女性做过硅凝胶假体隆乳术,越来越多的人认可假体隆乳术。隆乳材料种类较多,因为硅凝胶假体形态稳定,隆乳步骤简单,放入的间隙清楚,即使术后由于心理原因后悔,取出也方便,成为目前最常应用的隆乳术材料,已在临床使用 40 余年。但是因为术者技术水平不一样,假体本身的质量、形态及表面性质的差异,假体植入层次的不同等,都有可能导致各种并发症发生,术后效果也有较大差别,其中隆乳术术后包膜挛缩是最难避免、最严重、最难处理的并发症,其发生率为0.5%~20%,国内外的统计数据不一致。乳房假体植入身体后,每个患者的假体周围都必定会形成一个包膜,它形成于术后几周至几个月。绝大部分患者的假体周围形成的这个包膜是不会有任何影响的,但少部分患者出现包膜逐渐变硬、变厚,甚至过紧挛缩包住假体,使假体的形态发生变化,使假体的位置发生移动,带动乳晕及乳头移位,造成双侧乳头不等高,更有可能使乳房变硬致乳房疼痛,给患者带来巨大的精神痛苦和身体伤害。

　　乳房外科和整形外科医师为了更好地减少硅凝胶假体隆乳术术后包膜挛缩的发生概率,对该并发症进行全面、深层次地探讨和研究,但是到目前为止,包膜挛缩的形成机制仍然不是很明确。目前的研究表明,包膜挛缩的发生与假体形状、材质、术者的技术水平、腔隙内是否放引流管、假体植入腔隙不同、可能存在的感染以及个人体质等因素有关。所以,在隆乳术中,应该尽量采取多种措施,避免各种可能造成包膜挛缩发生的因素,达到降低包膜挛缩发生率的目的。

第二节　包膜挛缩的定义及组织学成分

乳房假体植入体内后,会引起不同程度的组织反应,形成纤维组织包膜包裹于假体周围,如果组织反应比较严重,纤维包膜发生挛缩,即会出现乳房硬化,称为包膜挛缩。

杨维琦等采用光学显微镜进行观察发现挛缩的包膜可分为两个层次:内层紧挨假体的致密层,其结构紧密,里面含有大量与假体纹路相平行且规则的胶原纤维和成纤维细胞。根据胶原纤维和成纤维细胞的分布特点,致密层又可以细分为两层:①细胞层位于致密层的内侧,由致密排列的少量胶原纤维、成纤维细胞和少量炎症细胞组成。②细胞纤维层位于致密层的外侧,大量的胶原纤维排列紧密,中间存在着炎性细胞、成纤维细胞,毛细血管走行期间。疏松层为挛缩包膜的外层,主要由疏松结缔组织组成,期间存在各种炎性细胞(如吞噬细胞、浆细胞、中性粒细胞、淋巴细胞)以及不成熟的成纤维细胞,并可见较多成熟的小动脉、小静脉和毛细血管。

第三节　包膜挛缩的分级

Baker 总结了硅凝胶假体隆乳术后包膜挛缩的 4 级诊疗标准。

Ⅰ级:硅凝胶假体植入人体后乳房质地柔软,难以触及乳房假体本身,与人体自身组织类似,自然天成。

Ⅱ级:能触及硅凝胶假体边缘,但不明显,直视难以发现,接受隆乳者没有任何不良感觉。

Ⅲ级:注入的硅凝胶假体变硬,程度中等,患者能自我感觉到假体变硬。

Ⅳ级:乳房严重变硬,假体难以移动,直视下可见乳房假体边缘,乳房形态改变,假体发生移位,触及乳房可能出现轻微疼痛。

第四节　包膜挛缩的成因

一、假体植入层次的选择

目前临床上常用的植入平面包含胸大肌下间隙、乳房后间隙和双平面层次。

乳房是由脂肪组织和乳腺组成的,主要位于胸前壁第 2~6 肋,向内到达前正中线旁开 1.5 cm 左右,向外到达腋前线。乳房后间隙位于乳腺与胸大肌筋膜之间,位置不深,该潜在腔隙内主要为疏松结缔组织,剥离容易,没有大的神经及血管存在。临床上,乳房后间隙为常见的硅凝胶假体植入层次之一。假体植入层次选在乳房后间隙将会使部分脂肪组织细胞遭到破坏,造成脂肪细胞液化,对术区组织修复造成影响,部分患者由于多次哺乳,乳腺中的腺管、小叶多次增生,哺乳后不可避免地造成乳房萎缩,分泌乳汁功能减弱,或不明原因造成乳腺炎等,都可以造成胸大肌筋膜与乳腺连接紧密,当剥离乳房后间隙时会不易分离,腔隙分离范围不足或创伤较大,出血较多,增加了包膜挛缩的发生率。同时每位女性的乳腺组织都存在少量的细菌,这些细菌生活在健康女性的皮肤上,并通过乳头进入乳房。但是它们通常不会导致感染,因为人体习惯于它们存在于乳房中。但是如果放置一个大的异物(乳房假体)在这个地方,有时这些细菌可能会出现问题。

在胸大肌下间隙植入硅凝胶假体,由于假体被肌肉所覆盖,肌肉张力对包膜的持续机械作用对抗了包膜的收缩作用,包膜挛缩发生率会大大降低。而且供应胸部组织的血管丰富,不容易感染。因胸大肌仅有少量穿支血管,剥离过程采用钝性分离不易引起血肿,不会因为血肿机化而导致包膜挛缩的产生。并且术后对乳腺疾病的检查影响较小,不影响乳房X线检查结果。

双平面层次:双平面隆乳术是一种全新概念的隆乳技术,这种手术方法对胸骨旁的胸大肌附着点进行保留而离断乳房下皱襞处的部分胸大肌起点。假体植入后,部分假体位于乳房后间隙,假体上部分位于胸大肌下间隙,因为离断了乳房下皱襞处的胸大肌部分起点,双平面隆乳术能够有效地减少假体移位的概率,也能更好地防止单纯将假体植入胸大肌下间隙可能发生的双峰畸形,使隆乳术后效果更加自然、圆润。相比将假体植入乳房后间隙,对于乳腺组织较少的患者,见到假体轮廓边缘的概率大大减少了。双平面隆乳术综合考虑了假体、腺体及胸大肌三者之间的解剖结构,改变了假体、乳腺及胸大肌之间的软组织覆盖和动力学关系,假体处于双平面,可减少假体隆乳术形成包膜挛缩的概率。

二、隆乳术时剥离的腔隙不够大

张志升等[5]认为术后包膜挛缩的发生率与假体腔隙的剥离大小有很大的关系。当假体植入腔隙内时,因为腔隙过小,而导致假体边缘未能完全铺开,可能导致局部皱褶的产生,同时组织张力将增加,假体的形态因挤压变形,术后容易导致假体周围组织包裹收缩,增加包膜挛缩的发生率。另外,当选择的假体体积过大时,假体腔隙内剩下的空间就相对不足,这也会导致包膜挛缩发生率增高。

剥离腔隙过小的原因有很多:①术前术者设计范围过小;②麻醉深度不够,导致患者术中活动,难以配合手术;③腋下切口距设计的预剥离腔隙较远,腔隙下缘内侧剥离不到位;④医师不熟悉解剖层次,剥离的腔隙不够准确,导致假体边缘部分在腔隙中挤压成角;⑤按摩方法不当。不顾后果地追求过大的乳房、选择较大的假体而腔隙剥离不够大、腔隙内存在部分位置的肌肉没有很好离断而导致局部腔隙不够圆润,是造成包膜挛缩发生的主要原因之一。有学者主张假体植入的腔隙大小要比假体本身大3 cm左右,这样虽然假体植入初期乳房的形状扁平,不够圆润、高耸,但随着假体周围组织的收缩,乳房形态逐渐形成圆锥状而向前挺起。有些患者不顾自己的身体条件,如乳腺组织厚度、乳房基底的宽度,过度追求过大的乳房,假体过大而腔隙较小也能增加包膜挛缩的发生率,而且植入的假体越大,就会产生越大的组织牵拉力,将来随着年龄的增长和假体的重力作用,覆盖的组织也会变得更薄,最终使患者乳房组织产生过度牵拉变形。

三、血肿

耿健等[6]认为术后引流不畅、血肿形成是导致包膜挛缩发生的最大原因。因为手术后腔隙内缓慢性出血而导致血肿,血液会机化吸收,增加纤维化的可能,进而导致纤维性包膜挛缩增厚,将使乳房活动受限,推之不可移动,乳房变硬,最终乳房形态改变,甚至触之疼痛。A.Worseg等[7]认为术后血肿的产生是导致包膜挛缩发生的主要因素之一。造成血肿的因素有很多,很多术者经验不足,对解剖结构不太熟悉,操作上不够熟练,导致锐性分离的腔隙不够准确,造成过多的血管遭到破坏。术后的血肿可能是肿胀液中肾上腺素作用后的反跳性出血,也可由于术后上肢活动过早,或上肢过度活动、激烈运动所导致。选择进行隆乳术的患者大多胸部发育不良而扁平,胸大肌厚度不够,所以在胸大肌下间隙剥离时,在腔隙内侧、下方和外侧的胸大肌纤维将不可避免地被剥离断,一般很难使较大血管创伤,但是肌纤维中毛细血管丰富,难免会发生慢性渗血。血肿导致包膜挛缩发生的原因有以下几点:①血肿形成给细菌繁殖提供了微环境,由此发生亚临床感染,随之而来的炎性介质刺激纤维组织细胞增生,形成挛缩的包膜。②手术后腔隙内缓慢性出血而导致血肿,血液会机化吸收,增加纤维化可能,进而导致纤维性包膜挛缩增厚。③血肿机化后纤维性增生,造成对假体边缘的压迫成角褶皱,而导致包膜的增厚,进一步挛缩,致使乳房变形、变硬。

四、假体原因

1. 假体表面的性质　目前临床上应用于隆乳术中的假体根据表面性质主要分为光面假体和毛面假体两种类型。国内对于光面假体与毛面假体在形成包膜挛缩方面孰优孰劣一直存在着争议。近年来,大量的临床证据均得到了一致的结论。早期研究认为外层包被聚氨酯的毛面假体可以使包膜挛缩的发生率降低。N.Collis[8]通过对进行硅凝胶假体隆乳术的患者进行了8年的跟踪随访发现,采用毛面假体的包膜挛缩发生率远远小于采用光面假体,而且挛缩程度也小一些。马少林和高伟成[9]对6个随机对照试验进行了系统评价,结果证实,采用毛面假体进行隆乳术后1年和10年,Baker Ⅲ级以上包膜挛缩的发生率明显低于光面假体。Stevens等[10]通过大量手术案例对比发现,使用毛面假体的患者包膜挛缩发生率降低,植入光面假体形成的包膜为平行排列、紧密的纤维组织,当发生挛缩时,纤维组织会对包膜产生较大的收缩力;但是植入毛面假体时,可以降低包膜挛缩发生率,原因在于当挛缩的包膜增生时,纤维结缔组织长入毛面假体表面固有的微孔内,产生的包膜不平行于假体表面纹路,所以对假体的收缩压力大大降低。另外的原因可能是:①使用毛面假体后,包膜胶原的方向是随机的,所以减少了同一方向上的叠加力,减少了挛缩的动力;②在毛面假体周围发现大量可抑制成纤维细胞生长的巨噬细胞;③通过加强与周围组织的黏附来减小假体周围腔隙,从而减少了假体的微移动,减少了创伤和继发炎症反应;④毛面假体可使微生物孤立,抑制其大量繁殖。

2. 假体大小　术前要选用合适体积的假体,有的患者为追求大的罩杯而强烈要求选择大的假体,因为体积较大的假体由于对组织产生的张力较大,长期刺激纤维包膜囊会出现包膜挛缩。

五、非临床性感染

假体植入一般有乳房后间隙、胸大肌下间隙和双平面层次。由于乳腺中腺泡是通过乳腺导管与乳头相连,进而与外界相通,所以腺体中不一定完全是无菌环境。当假体植入乳房后间隙和双平面层次时,硅凝胶假体和乳腺相接触后引起非临床性感染。很多学者在对假体包膜进行研究后发现,硅凝胶假体的包膜内部存在着不同种类的细菌,即硅凝胶假体实际上相对处于一个亚临床感染的环境中。手术时,若术者选择乳晕下切口植入假体,术中乳腺导管少部分被离断,离断后导管中潜在的少量细菌很可能导致假体处于亚临床感染的环境中,长时间的刺激后甚至有可能引起假体周围感染和包膜组织增生。另外,术中难免会有异物存在,常见的异物有术中用的纱块、丝线的线头、无菌手套上的滑石粉等,异物长期刺激可以导致纤维包膜增生、变厚,以致包膜挛缩。袁伟伟等[11]在研究后也同样认为无菌手套上的滑石粉可能是导致包膜挛缩的重要原因之一。术者在手术时没有对手套进行清洗后触碰假体,对硅凝胶假体而言滑石粉是一种异物,同时属于矿物质,其中包含硅、镁等成分,被炎性细胞中的巨噬细胞吞噬后容易产生异物性肉芽肿,还可诱发胶原纤维增生,最终引起纤维包膜的形成。这就要求手术过程中保持手术区域无污染及异物,务必在手术开始之前和植入硅凝胶假体之前将皮肤保护膜贴于切口外周,然后用生理盐水认真冲洗手套3遍,以防纱布、手术巾等与假体接触,使假体在空气中的暴露时间缩短,而且手术过程中为了能够减少纱块上的棉絮等异物进入假体腔隙,尽量用盐水垫来代替干纱布。

第五节　适应证与禁忌证

一、适应证

1. 出现Ⅲ级、Ⅳ级包膜挛缩的临床症状者;
2. 包膜挛缩的乳房明显变硬,难以移动者;
3. 包膜挛缩导致乳房外形发生改变者;
4. 假体出现移位者;
5. 同时伴有不适、疼痛、麻木和感觉丧失者;
6. 包膜挛缩通过MRI检测到假体破裂者;
7. 包膜挛缩合并感染者。

二、禁忌证

1. Ⅱ级包膜挛缩要求手术者;
2. 患者期望值过高(要求术后乳房形态完全一致且美观,不再出现包膜挛缩)者;

3. 不愿签署手术同意书,不接受术后再次包膜挛缩治疗费用自理者;

4. 已有过 1 次以上包膜挛缩矫正手术,还想继续植入假体者;

5. 假体表面组织覆盖任何部位指捏厚度 <0.5 cm,想继续植入假体者。

第六节　手术方法

一、术前准备

1. 术前检查血常规、凝血功能、乳房及其周围淋巴结彩色多普勒超声、心电图、肝功能、肾功能等,排除隆乳术和麻醉禁忌证。

2. 患者取站立位,用亚甲蓝标记前正中线、腋前线、胸骨旁线、乳房下皱襞拟分离范围线;患者取仰卧位,于腋下顺原切口瘢痕线或腋下纹路,标记 4~5 cm 切口线(图 14-1)。

3. 测量乳房基底宽度、突度、乳头是否等高及其间距、胸骨柄到乳头的距离。

4. 与患者进行术前交流。

术者需要了解的情况:

(1)患者首次隆乳的时间;

(2)患者首次隆乳的材料;

(3)患者在此次治疗前是否进行包膜挛缩的治疗,是否换过假体;

(4)患者首次隆乳术中假体植入的层次;

(5)患者此次就诊时假体表面组织的厚度;

(6)患者想要解决的问题及期望达到的效果。

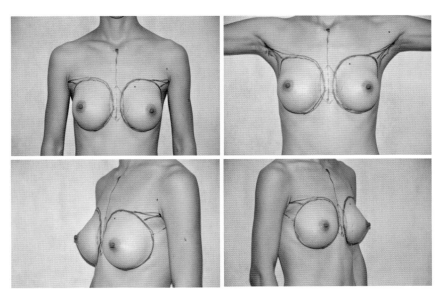

图 14-1　术前设计

术者告知患者的内容:

(1)术后包膜挛缩与个人体质有关,医师不能完全控制;

(2)包膜挛缩纠正的成功率大概在50%,有一半可能再次形成包膜挛缩;

(3)包膜挛缩治疗后可能再次挛缩,可能比之前挛缩程度更重,进而出现双侧乳房不对称或更严重的畸形;

(4)如果再次出现包膜挛缩,可能面临着取出假体不再放置;

(5)矫正包膜挛缩最好重新更换假体。

二、经腋下切口内镜包膜挛缩松解术手术步骤

1. 所有患者均采用气管内插管静脉-吸入复合麻醉。肿胀液配制方法:生理盐水注射液 500 ml+0.1%肾上腺素注射液 0.5 ml。患者取平卧位,双上肢外展90°,消毒、铺巾后,连接内镜隆乳设备并调试(图 14-2)。术者在患者头与肩之间操作内镜系统。

2. 在切口区皮下及"隧道"区注射肿胀液约 50 ml,切开切口皮肤至真皮层后,在胸外侧筋膜上做切口,显露胸大肌外侧缘,用手指钝性分离胸大肌下间隙,初步造出腔隙(图 14-3)。

3. 由腋下通道插入钝头注水针,将肿胀液 120~150 ml 注射至术前标定拟分离区域的包膜外组织内,注射时应注意切勿暴力刺入纤维包膜囊内,以免刺破假体,导致硅凝胶外露。

4. 插入内镜隆乳术专用 U 形拉钩,由助手提起,掌握方向及深度。术者一手操作手持

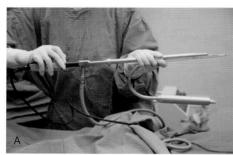
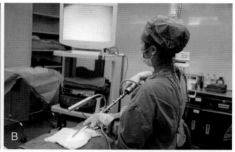

图 14-2　内镜连接

A.内镜设备的连接和检查;B.内镜的调试

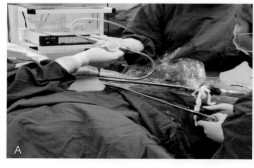
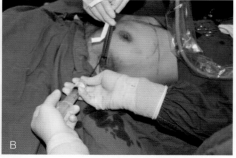

图 14-3　腔隙分离

A.腋下切口剥离形成视腔;B.注射肿胀液

内镜电钩,另一手持内镜抓持器,即可进行高清直视下操作(图 14-4)。开始从切口进入腔隙剥离的理想方向是在切口下方朝着乳头和锁骨连线中点位置。术者持内镜抓持器向上抵住即将剥离位置上方的组织,给予一定张力,方便操作手的内镜电钩剥离,电钩可以钩,亦可向前推组织进行剥离。

5. 当剥离到假体外包膜时,需格外注意。当看见白色包膜内存在透明暗蓝色的物质时,即代表快剥离到假体了。在剪开包膜之前,应用内镜隆乳术抓钳夹住包膜,方便内镜剪操作。剪开包膜囊 6~7 cm(图 14-5),用纱布包住切口处露出的假体,用卵圆钳稍微夹持住

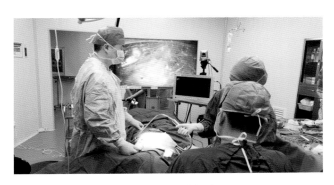

图 14-4　手术操作

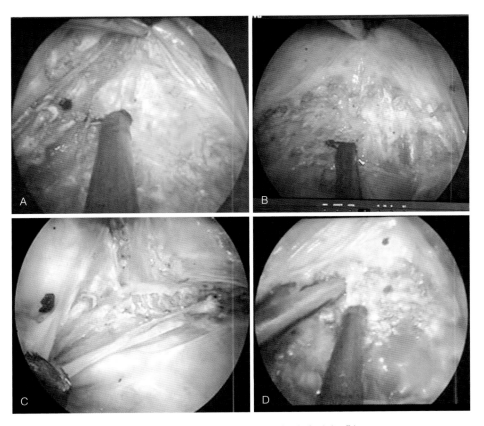

图 14-5　剪开包膜囊(局部松解或去除包膜)

纱布及假体,另外一只手从乳房外由下往上向腋下切口方向推挤假体,将假体缓慢挤出。使用纱布包住假体可以避免假体被卵圆钳夹破。

6. 包膜部分切除加松解。重新将内镜伸入腔隙内,抓持钳与电刀配合环形去除挛缩包膜侧壁与基底连接处 2~3 cm 宽的组织,同时放射状切开侧壁包膜,并去除宽 1~2 cm 的梭形包膜 5~6 条。当遇到包膜挛缩达到分级法Ⅳ级者时,常可发现腔隙内包膜折叠的地方为条索状,此时最好将其彻底去除(图 14-6),然后按拟定分离范围剥离腔隙增大 3 cm 左右,用含抗生素的生理盐水反复冲洗。

结合患者自身的身体条件、患者对乳房大小和形态的要求,对比取出的假体,拟定出再次植入假体的类型、规格(图 14-7)。最好选用毛面水滴形或圆形假体。植入假体后,升高手术床,观察此时双侧乳房的对称性和形态。如果发现局部不圆润,可将假体重新取出,对腔隙进行进一步剥离,达到双侧对称、形态美观后,将负压引流管置入腔隙外下侧,用 5-0 可吸收线皮内缝合,7-0 尼龙线缝合皮肤,弹性绷带敷料加压包扎术区,尤其是乳房上极。

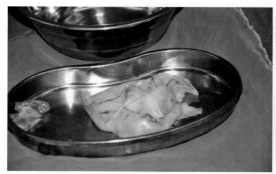
图 14-6　取出的白色包膜

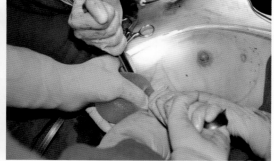
图 14-7　植入假体

以上是针对原假体置于胸大肌下间隙的包膜挛缩的手术修复过程。如果以往手术采用乳房后间隙,则可直接将硅凝胶假体取出,重新选择胸大肌下间隙剥离假体植入腔隙,可选择双平面,离断胸大肌下皱襞起点,勿离断胸大肌胸骨旁起点。如果患者选择不重新放入硅凝胶假体,此时不用管挛缩包膜的厚度,都可以不用去除包膜。除非遇到包膜部分钙化,则需去除钙化灶。然后放置负压引流管,逐层缝合切口。为了让腔隙更好地闭合,需要用弹性绷带加压包扎 14 d 左右。

7. 常规使用抗生素预防感染,放置引流患者的负压引流管一般放置 1~2 d,当引流量在 20 ml 左右时拔出引流管,7~9 d 视切口情况拆线,乳房上极弹性绷带包扎时间为 2 周左右。

三、经乳晕下切口传统手术方法松解隆乳术后包膜挛缩

1. 在乳晕皮肤与正常乳房皮肤的交界处做切口进入。

2. 切开皮肤及皮下组织,沿乳腺导管方向呈放射状切开,无论假体位于乳房后间隙或胸大肌下间隙,仔细暴露包膜,小心切开包膜,取出假体,楔形切除囊壁与基底间的部分包

膜,囊腔壁包膜做放射状切开松解,向周围剥离到预先设计的范围。

3. 彻底止血后,用抗生素盐水冲洗腔隙,换新的假体植入,放置负压引流,逐层缝合,关闭囊腔,加压包扎固定。

四、包膜挛缩的非手术治疗

通常将包膜挛缩分为 4 级。Ⅱ级包膜挛缩可能只会引起乳房轻微变硬和外观上的异常,而且Ⅱ级包膜挛缩的矫正手术极少能达到预期的效果,且所承担的风险大、费用多、缺点多。大多数情况下,对Ⅱ级包膜挛缩的处理只会带来另外的损害或差异,故医师应常规向患者说明情况,避免对Ⅱ级包膜挛缩采取手术。针对Ⅱ级包膜挛缩,通常采取保守治疗方法。

1. 按摩 为了改善局部血液循环,增加纤维包膜囊的容积,可在假体隆乳术后早期对乳房进行局部按摩。术后按摩还有类似瘢痕加压防止挛缩的作用,术后第 4 日开始按摩至 3~4 周,尽早按摩可促进假体腔隙内血液的吸收,减少腔内积血及纤维组织的吸收,同时也可避免因为包扎过紧引起的创面粘连。按摩尽可能在术后第 4 日即开始,时间越早,效果越好,每次 20~25 min,每日 2~3 次,坚持半年左右。按摩时,用手掌托起乳房,按照上、外、下、内 4 个方向来对乳房进行按摩,按摩要循序渐进,刚开始时力度要轻柔、缓慢,不能用力过猛,使得假体能够在剥离的腔隙内转动为标准。但在按摩过程中也存在按摩力度过轻,持续时间短暂,或因害怕疼痛而不敢用力,这样就会存在压力不均的问题。笔者发现,单纯采用手法进行适度的按摩,术后早期患者均取得了较好的治疗效果,在一定程度上规避了包膜挛缩发生的风险,但术后晚期出现的Ⅲ级、Ⅳ级包膜挛缩则还需采取手术治疗。

2. 注射曲安奈德 曲安奈德是在临床上比较常用的糖皮质激素。糖皮质激素对治疗增生性瘢痕具有显著的效果,国内外许多学者认为在假体隆乳术中使用曲安奈德有利于降低包膜挛缩的发生率。他们认为曲安奈德在抑制组织损伤和修复、减少成纤维细胞的增生等方面具有重要作用。因而隆乳术中在囊内注射曲安奈德能在一定程度上解决术后包膜挛缩的问题。

3. 口服维生素 E 假体隆乳术后包膜挛缩的形成过程与伤口修复过程中形成瘢痕疙瘩过程的原理大致相同。因为维生素 E 具有抗氧化作用,能够使生物膜的过氧化作用得到较好的抑制,所以维生素 E 可以作为一种膜稳定剂使用,同时还可减少胶原的合成及降低炎性反应,最终使伤口的张力强度减弱,减少包膜挛缩的发生率。临床上通常给予维生素 E 胶囊 0.1 g,每日 2 次,连服 6 个月至 1 年。

第七节 临床资料

一、病例资料

2014—2016 年,共 46 例 92 侧乳房纳入研究。患者均为女性,年龄为 20~46 岁,平均 27 岁。纳入标准:以往曾一次或多次进行硅凝胶假体隆乳术,术后包膜挛缩达到 Baker 分级标准Ⅲ级、Ⅳ级者。排除标准:乳腺疾病或有其他手术禁忌证者。其中包膜挛缩单人单侧

38 例,单人双侧 8 例。手术腋下切口 27 例,乳晕下切口 19 例。所有病例上次手术距本次手术时间为 6~49 个月,平均 12.9 个月。原假体植入乳房后间隙 16 例,植入胸大肌下间隙 30 例。

根据乳房解剖结构,避开重要血管、神经,将假体放置于相应层次。将所有患者随机分为内镜组和传统组,其中采用经腋下切口内镜松解隆乳术术后包膜挛缩 23 例,并与同期 23 例行经乳晕下切口传统手术方法松解隆乳术术后包膜挛缩进行对比研究。

二、评价方法

术后复诊和随访,一般随访 6 个月至 1 年,平均 8 个月。采用术者评价和患者问卷调查相结合的方法。评价内容包括乳房形态、乳房柔软度、假体边缘不可见度、乳头及乳晕感觉、乳房下垂改善程度、双上肢功能及活动是否正常。术者评价等级分为优、良、中、差。患者调查分为非常满意、满意、基本满意、不满意。评价标准:参照乳房健美标准评分表(表 11-1)及 Baker 提出的隆乳术术后乳房硬度分级标准。统计术后内镜组与传统组包膜挛缩再发生率。

三、统计分析

本研究的内镜组与传统组用 Excel 2007 建立分析数据库,采用 SPSS 15.0 进行统计分析。计量资料用均数 ± 标准差即 $\bar{x} \pm s$,组间计量资料均数的比较用 t 检验,计量资料利用卡方检验比较各因素在两组别的频率分布差异。假设检验为双侧检验,检验水准设置 $\alpha = 0.05$。

四、讨论与评价结果

(一)讨论

1. 不同包膜挛缩治疗方法的区别 包膜挛缩的过程常伴随包膜增厚和包膜变硬、包膜包裹假体过紧等一系列情况的发生,还伴随乳房疼痛和变硬、乳房变形等症状的发生,甚至出现乳房移位或者严重畸形。这些情况的发生目前还没有特效药物可以治疗,用手术的方法对包膜进行松解后去除或者完全切除是治疗包膜挛缩的必要手段。目前对挛缩包膜的处理学术界公认的有两种方法。一种方法是将挛缩的包膜完整去掉,能够获得较好的治疗效果。很多学者研究后发现,包膜挛缩的发生与细菌感染有关,其中表皮葡萄球菌引起的包膜挛缩最多见,因而他们认为包膜挛缩形成的重要因素之一为细菌的亚临床感染。Adams 等[12]从假体表面和挛缩的纤维包膜中培养出了丙酸杆菌和凝血酶阳性葡萄球菌。Schreml 等[13]在实验后认为细菌亚临床感染是隆乳术术后包膜挛缩产生的重要因素之一,因为他们证明了包膜挛缩严重的 Baker Ⅲ 级、Ⅳ 级患者包膜中发现的表皮葡萄球菌的数量要多一些,所以他们提出手术治疗中要彻底剥离除去挛缩的包膜,以防细菌残留在术区。陈志鹏等[14]在手术治疗包膜挛缩的过程中对包膜松解和包膜全切的复发率进行统计后表明,包膜松解组的包膜挛缩复发率明显高于包膜全切组,统计结果表明两组差异性显著

（*P*=0.022 6），因此认为包膜全切术在治疗包膜挛缩中效果更显著。

　　另有部分学者认为，在完全切除包膜后重新植入假体，假体的周围包膜还是会形成。他们主张对包膜仅仅做充分松解，因为在完全剥离包膜囊后再重新植入假体，完善剥离腔隙会形成新的创面，由于纤维包膜的形成是机体对异物的正常排异反应，目前还很难保证在新的创面上植入假体不会再次引起包膜挛缩，而且包膜中含有一定的血管，完全去除包膜挛缩后对创面创伤大，难免在术后出现血肿，血肿的发生又增加了包膜挛缩的发生率。濮哲铭等[15]认为挛缩包膜的松解切口不应用以往的以其中一个挛缩点为中心而扇形放射状松解切开，因为松解线会重新聚集而成为新的作用点而挛缩，松解的切口应呈 Z 形，分部位多个起点的切口切开，这样还能降低术后的张力，从而能达到更好的松解挛缩的包膜的目的，与此同时，他还认为应该在挛缩的包膜达到稳定状态的条件下，也就是上次隆乳术包膜挛缩形成 3~6 个月后，尽量将纤维包膜组织保留，如果发现乳房外形畸形，可在变形的部位将挛缩的包膜进行局部切除松解来消除，这样能够防止形成新的挛缩包膜和较大的新鲜创面，而且存在于已稳定的原有包膜之间，同时在应用 Z 形切开松解的过程中，又能导致新的包膜挛缩的发生。

　　笔者认为，包膜挛缩是由于假体周边反折处的包膜提供了主要的作用力，又由于纤维囊收缩对假体挤压，使术后乳房变形，患者产生不适感。胸壁作为假体的支撑，挛缩的包膜无法向下挤压，使假体形态发生改变。包膜挛缩使假体的另一平面（乳房面）受到挤压，使乳房假体移位，更有可能看到假体边缘。在手术过程中发现假体上、下两面的包膜明显薄于反折处包膜。因此认为不需要完整切除包膜，只需要最大限度地松解反折处的挛缩包膜并去除一部分，扇形去除条状包膜，更好地松解。通常通过内镜辅助下采用抓持钳与电刀配合放射状切开侧壁的包膜，同时切除宽 1.5~2.5 cm 的梭形包膜 6~7 条。为了防止术后复发，还须去除基底与侧壁连接处 2~3 cm 宽的环形挛缩包膜组织，包膜反折处有呈条索状者，须将包膜挛缩严重时常见的腔内条索切除干净。

　　包膜部分去除加松解的优点：①将挛缩的包膜去除松解少部分，以免重新形成新的包膜，而进一步发生挛缩，特别是将反折处的挛缩包膜分离去除，更好地防止包膜挛缩的形成。②由于包膜基底部血运丰富，因而不建议松解或者切除基底部的包膜，去除基底部的包膜组织可能造成创伤增大，同时也会出现出血较多的情况，保留基底部的包膜能够尽量防止术后血肿的发生。③在假体四周去除梭形挛缩的包膜组织，去除 5~6 条，每条约 1 cm，这样可使来自侧壁的收缩压力减低，有利于腔隙的扩大，而且不采取以往的以一个挛缩点为起点的放射状切开，采取多个起点的扇形切口，因为扇形切口术后不会形成张力聚集点，能更好地防止新的挛缩包膜的形成。

　　2. 内镜辅助腋下切口入路在治疗包膜挛缩中的优势　孙家明等[16]认为乳房的乳头和乳晕的血液主要由皮下浅层血管网供应。皮下浅层血管网主要是由胸外侧动脉和胸廓内动脉肋间穿支相吻合形成的。第 3、4、5 肋间神经的皮支为乳晕和乳头的感觉神经，尤以第 4 肋间神经的前皮支和外侧皮支为主要的支配神经，这些对乳晕、乳头进行支配的感觉神经经乳房组织深部走行于浅筋膜中，从左、右乳房外下侧进入乳头及乳晕区，支配其感觉。应用乳晕下切口时，当欲植入较大的假体或者遇到乳晕较小时，需要比较长的切口，这时切口跨度很容易达到或超过乳晕周长的 2/3，那么就存在着损伤乳晕、乳头神经的风险，导致短期或永久的乳头感觉障碍、麻木等，影响生活和哺乳。当乳晕、乳头皮下的血管网较多损伤时,可能会导致局部皮肤缺血坏死。即使是向下放射状分离切开腺体,仍然有很大可能破坏乳腺导管和腺管,并且使得腺体受到损伤,这很可能会影响产后哺乳。在进行双平面隆乳术时,需要从乳房后间隙向下分离,离断乳房下皱襞处胸大肌的起点,进而离断胸大肌下端,以达到双平面的效果。此外,胸廓内动脉肋间穿支、内侧的血管穿支在距胸骨中线旁 1~1.5 cm 处由肋间隙穿出至胸大肌下间隙,然后向前外侧走行约 0.5 cm,进入乳房后间隙,术者可以通过在皮肤上标记中线旁开 1.5 cm 的标记线和穿支穿出点,从而避免损伤胸廓内动脉的穿支。如果在剥离腔隙的过程中胸廓内动脉受到破坏,这会在一定程度上导致乳房的血液供应相对减少,甚至可能导致皮肤坏死,同时还会影响假体腔隙内渗出液的吸收。

目前已有大量文献报道内镜辅助隆乳术,并在临床操作中取得了满意的效果。内镜辅助腋下切口隆乳术时切口较为隐蔽,易与腋下皱襞相重合。内镜辅助的隆乳术可以通过设备的引导使盲视变为直视,增大手术视野,提高清晰度,增加分辨率,使定位准确,止血彻底,减少了盲视手术的众多并发症,提高手术的安全性,既有效地降低了传统手术过程中因视野问题产生的不确定性等意外情况,也很好地规避了术后并发症的产生。因其在直视下操作,能止血彻底,不会造成术后血肿,减少了再次发生包膜挛缩的可能性,同时可避免损伤乳腺,对乳腺腺管和导管在一定程度上起到保护作用,使患者能够正常哺乳。不会将乳腺中可能存在的细菌带入假体腔隙内,更降低了假体再植入后包膜挛缩发生的概率,同时由于止血彻底,出血较少,最大限度地保留了神经的敏感性,不影响术后乳头和乳晕的血液供应,乳头和乳晕的感觉也未被损伤。在内镜引导下进行双平面层次操作,直视下可对胸大肌下间隙进行精确分离,通过内镜能精准地完成包膜的分离和松解,以及对包膜的部分切除和完善腔隙。乳头、乳晕以下的胸大肌整体形态在视野中一目了然,在明确腺体平面与胸大肌平面确切的比例关系后,可对胸大肌的起点定位清楚后离断。此外,中国人相对害羞,很多患者不想让人知道自己做了隆乳术,要求切口位于腋窝,因为腋下切口在腋窝顶皱褶处,同时由于腋毛的存在使得切口得以更好地隐藏,设计手术切口的方向时,应尽量设计成与皮肤褶皱的方向相同,这样伤口愈合瘢痕淡化后几乎看不出来。这样充分考虑到患者的需求与顾虑后,切口可以采用腋下原切口,也可重新选择腋下切口,没有乳晕下切口,也没有乳房下皱襞切口,保证了乳房的完整性,术后能很快恢复,恢复的时间也大大缩短,术后乳房假体形态逼真、圆润、自然,具有明显的优势。

3. 内镜下松解包膜挛缩的感想与探讨

(1)手术中需精确、细致地分离,直视下减少组织过多的损伤,止血彻底,采取必要的措施减少造成包膜挛缩的可能因素。切口处、切口至包膜之间的隧道应注射含 1∶10 000 肾上腺素的肿胀液,不仅可起到收缩血管的作用,同时能使组织间疏松,压迫血管,利于分离。

(2)在剥离腔隙到达假体包膜外周时,可先行在挛缩的包膜周围注射配有肾上腺素的生理盐水,这样不仅可以增加包膜与周围组织间的疏松度,而且包膜取出时出血减少,能够更好地在直视下剥离腔隙,不能急于切开包膜取出假体,以免引起出血增加,使假体取出的难度增大。

(3)在切开挛缩包膜的时候使用电刀,在内镜下电刀分离,但因包膜较薄,需仔细操作,在直视下动作轻柔地划开挛缩的包膜,然后扩大手术的切口,因为硅凝胶假体囊为绝缘材料,就算切割到假体也不用担心破坏假体。取假体时,为了防止硅凝胶假体被夹破,可用纱布包住外侧部分的硅凝胶假体,然后用卵圆钳轻轻夹持住部分硅凝胶假体,让助手从皮肤表面用力向外推假体,逐渐将假体取出。包膜组织反折肥厚处血管丰富,剪开时易于出血。避免盲视下钝性分离开包膜,更不要锐性剪开扩大包膜开口,利用内镜完成分离后,进入腔隙后检查有无出血点,并用电刀止血,内镜直视下使用电刀切断包膜周围组织并取出包膜组织。

(4)根据术前设计的拟分离范围,在内镜辅助直视下应用电刀分离包膜组织,直至术前设计的区域。如果包膜组织与术前设计的区域组织距离较远,可先在设计区域注射含肾上腺素的肿胀液,然后应用乳房剥离器在盲视下钝性分离,再在内镜辅助直视下应用电刀止血,并在剥离不充分处运用电刀继续剥离,直至合适为止。包膜挛缩后会使原有的包膜腔变小,重新剥离的腔隙直径一般要大于原腔隙直径 2~3 cm 或以上。根据术前设计的假体拟植入范围和腔隙拟剥离范围,当拟分离区较窄时,可在内镜辅助直视下应用电刀直接剥离。原有的腔隙环状带外周至少有 1.5~2.0 cm 需剥离,但是在剥离环状带及植入假体后,原切开包膜两断端的距离会比较宽,因而断端间包膜不容易再次愈合。当患者对现有假体不满意,要求更换较小假体时,不需要过多分离扩大现假体的存在腔隙,同时尽量切除包膜反折处宽 1.5 cm 的包膜挛缩带,以防止切除的包膜断端愈合后形成与原有的包膜位置类似的包膜,影响术后的效果。此外,为了达到双平面的效果,可以在原有基础上延长切开剩余的包膜组织,孤立剩余部分的包膜,使剩余的包膜组织随胸大肌回缩,最大限度地减少包膜挛缩的张力,达到双平面的效果。

(5)在再次植入硅凝胶假体的时候,由于光面假体表面没有特殊的纹路,促进线形胶原的产生,增加包膜挛缩的发生率,所以在选择假体的时候不会选择光面假体,而会选择毛面假体。也有很多学者不主张应用毛面假体,因为毛面假体容易藏匿细菌,达不到无菌效果。笔者建议术者增强无菌观念,术前清洗手套表面,减少术中损伤,规范操作,术后应用抗生素冲洗等均能有效抑制细菌在假体周围聚集。即使初次隆乳时使用的是质量较好的假体,再次植入假体时也主张更换新的假体。曾立等[17]认为同时使用庆大霉素、先锋霉素能有效地消灭存在于腔隙内或假体周围的细菌,防止术后亚临床感染的发生,进而减少包膜挛缩的发生率。笔者常单用庆大霉素配生理盐水 500 ml 对硅凝胶假体进行浸泡,也取得了满意的术后效果。

(6)术区留置负压引流管是必不可少的。相当一部分整形外科医师认为剥离前肿胀液的应用、钝性剥离损伤不大,剥离过程无明显活动性出血,也顾虑患者看到引流血性液后产生担心而不留置引流管;还有些医师认为腔隙内的渗液都能缓慢吸收,可以不必放置引流管。曾东等[18]通过对 274 例假体隆乳患者手术后是否留置负压引流管的包膜挛缩发生率进行对比,未放置负压引流管的患者包膜挛缩发生率为 7.3%,而放置负压引流管的患者包膜挛缩发生率为 1.7%,两者具有显著差异。88 例出血较少的患者引流量大约为 33 ml。所以术后引流是预防血肿的主要措施。虽然在剥离前注射含肾上腺素的肿胀液能在一定时间内减少出血,但随着药物不断被代谢,肾上腺素的作用逐渐减弱,使得血管收缩不复存在,引起出血。由于腔隙中的血性液不容易被吸收,为细菌的繁殖提供了良好的微环境,易导致腔隙内的亚临床感染。罗盛康等[19]通过统计术后引流量,即便患者在术中很少出血,但术后 2 d 内仍有大约 30 ml 的引流量,从而证明非常有必要留置负压引流管。腔隙内积液及积血的减少就能有效减少因腔隙内亚临床感染和血肿机化造成的包膜挛缩。

4. 包膜挛缩的预防

(1) 假体选择：到目前为止，假体隆乳术术后包膜挛缩的原因尚未明确。有学者认为是多因素引起，所以针对多种可能的因素采取了多项预防手段。除了可能存在的细菌导致亚临床感染引起的慢性炎性反应、硅凝胶假体反复摩擦而发生的滑膜样变性、硅凝胶表面小颗粒脱落而引起的巨噬细胞吞噬增生、纱布屑和滑石粉等异物反应是包膜挛缩发生的各种因素外，很多学者研究证实光面假体较毛面假体引发的包膜挛缩发生率高，选择毛面高质量硅凝胶假体可以在很大程度上减少硅凝胶颗粒渗出。楼晓莉[20]研究发现，硅凝胶假体最外层膜具有类似半透膜的作用，硅凝胶假体内的细小颗粒可以利用其半透膜的性质渗透到组织内，增加了组织的炎症反应，假体持续地刺激组织，进而增加了包膜挛缩的发生率，使乳房形态改变，假体移位、发硬。临床上应尽量选择高质量的毛面假体来降低包膜挛缩的发生率。

(2) 手术操作：手术过程中保持手术区域无污染及异物。手术开始前和植入硅凝胶假体前务必使用生理盐水认真冲洗手套 3 遍，将皮肤保护膜贴于切口外周，以防假体与纱布、手术巾等接触，最大可能使假体在空气中的暴露时间缩短，而且手术过程中全程用盐水垫代替干纱布，避免假体腔隙中进入棉絮纤维等异物。

目前，学术界对于假体植入的层次问题上依然存在着许多争议，虽然最初的植入标准是在乳房后间隙植入假体，但是为了减少术后血肿的机化吸收和降低包膜挛缩发生率，越来越多的外科医师倾向于将假体植入胸大肌下间隙，因此有条件的情况下术中应多采用内镜辅助直视下分离腔隙并且严密止血，并且在术毕放置负压引流管引流。

(3) 术后药物应用：纤维包膜的形成过程类似创伤修复形成瘢痕组织的过程。药物治疗一直以来被广泛应用与研究，且治疗效果确切。药物治疗瘢痕的研究集中在抑制成纤维细胞增殖和促进胶原降解的机制方面。维生素 E 具有抗氧化作用，并且能够起到与皮质类固醇激素相似的效果。此外，药物还可以减低胶原的合成，减少切口的张力，减轻炎症反应对身体的影响，皮质类固醇激素能降低 α 巨球蛋白活性，最终导致胶原降解。Hollis H. Caffee[21]研究发现，在进行隆乳术时，注射曲安奈德能够有效地减少包膜挛缩的发生，建议将曲安奈德当成一种处理包膜挛缩的有效方法和必要手段。防治包膜挛缩的药物种类很多，曲安奈德并不是唯一的手段，学者们正在寻找更多确切、有效的药物防治包膜挛缩。

在临床前期试验中，有学者认为使用皮质类固醇激素和几丁糖等可减少成纤维细胞的增生以及胶原合成，减少包膜的厚度，减轻术后并发症。丝裂霉素是抗生素类化疗药，它与 DNA 链形成交联，抑制 DNA 复制，对 RNA 也有抑制作用。已证实，若短期应用丝裂霉素，可抑制瘢痕成纤维细胞和降低成纤维细胞密度。许多研究者发现，在增生性瘢痕和瘢痕疙瘩手术切除后立即使用丝裂霉素一段时间，治疗效果显著。然而目前关于丝裂霉素皮内注射治疗病理性瘢痕的研究仍较少。在丝裂霉素治疗后发现治疗部位局部溃疡形成和皮损恶化，致使丝裂霉素的治疗结果尚存争议。

(4) 术后按摩：开始按摩的时间越早越好，纤维包膜囊容积增加是术后早期局部按摩减少包膜挛缩的原因之一，术后早期按摩还可促进局部血液循环。有学者在研究后发现，包膜在术后的第 3 日开始形成，所以最好在术后第 4 日开始按摩。初始时力度不宜过猛，应循序渐进，沿顺时针或逆时针方向，让假体在囊腔内移动。每日早、晚各一次，每次半小时左右，坚持 3~6 个月，按摩可以使组织原有的功能和结构恢复，而且可使胶原纤维的分解和合成代谢达到平衡状态，避免成纤维细胞增生，减少包膜挛缩的发生。但是一旦包膜挛缩形成,只靠按摩没有明显效果。

(5)感染的控制:许多研究表明,术中预防性使用抗生素浸泡假体或冲洗腔隙可减少包膜挛缩的发生率,这已成为共识和常规。目前,国外推荐的抗生素多为杆菌肽、头孢唑林、庆大霉素三联治疗。有报道建议采用聚维酮碘浸泡硅凝胶假体合并抗生素灌洗的方法,在剥离完植入假体的腔隙后,用注入聚维酮碘的方法来对假体腔隙进行冲洗,可降低包膜挛缩的发生风险,而体外试验也证明表皮葡萄球菌、痤疮丙酸杆菌、大肠杆菌、金黄色葡萄球菌等细菌能被聚维酮碘抑制,聚维酮碘在作用于细菌细胞膜的同时,有利于抗生素进入细菌。

5. 内镜下乳房假体包膜挛缩取出术术后护理　隆乳术术后包膜增厚、挛缩是常见的并发症。包膜松解后,再次增厚、挛缩的概率仍然很高。所以在松解包膜的同时,可以采取以下措施:

(1)尽量剥离去除前壁和四周的包膜。

(2)要有足够的腔隙,保证重新植入的假体在腔隙内有一定的活动度。因为如果腔隙过小,会造成术后按摩假体时假体移动困难,进而影响患者日常按摩的热情,造成包膜形成。

(3)必须做到彻底、有效止血。因为术后出血、渗血的血块会造成包膜增厚。

(4)腔内同时注入庆大霉素和地塞米松。

(5)必要时适当引流(注意:要将血液引出,但不应将负压设置过大),或者不做引流。

(6)尽早开始有效按摩。一般宜在术后4~5 d即可开始按摩,最迟不超过术后7 d。按摩时,必须推动假体在腔内适当移动,目的是在分离好的腔隙前、后壁还未黏合很牢时通过有效按摩使腔隙前壁和后壁分开,待包膜逐渐形成时,可与假体间保留一定的间隙。

(7)坚持较长期的按摩。

(8)包膜特别肥厚者,必要时可在拆线后开始口服小剂量糖皮质激素1~2个月或口服雷公藤中药合剂。

(二)评价结果

内镜组与传统组各项指标中术者评价优良率分别为:乳房形态82.6%、44.8%,$P<0.05$,具有统计学意义。乳房柔软度78.2%、52.1%,$P<0.05$,具有统计学意义。假体边缘不可见度91.3%、56.5%,$P<0.05$,具有统计学意义。乳头及乳晕感觉95.6%、78.2%,$P<0.05$,具有统计学意义。双上肢功能及活动100.0%、82.6%,$P<0.05$,具有统计学意义(表14-1)。可以看出,内镜组术后乳房形态、乳房柔软度、假体边缘不可见度、乳头及乳晕感觉、双上肢功能及活动等优良率均大于传统组。

表 14-1　术者评价结果

	内镜组					传统组					x^2	P
	优	良	中	差	优良率	优	良	中	差	优良率		
乳房形态	9	10	3	1	82.6%	6	4	5	8	44.8%	9.115 9	0.027 8
乳房柔软度	8	10	3	2	78.2%	5	3	7	8	52.1%	9.661 5	0.021 7
假体边缘不可见度	11	10	1	1	91.3%	6	6	5	6	56.5%	8.708 7	0.033 4
乳头及乳晕感觉	13	9	1	0	95.6%	7	5	6	5	78.2%	7.858 8	0.049 0
双上肢功能及活动情况	15	8	0	0	100.0%	8	6	4	3	82.6%	9.130 4	0.027 6

内镜组非常满意率达到了 39.1%，而传统组为 21.7%。将两组患者对隆乳术的总体满意率（总体满意率指的是患者要达到满意及满意以上的层次）进行对比，内镜组为 78.26%，传统组为 47.82%，$P<0.05$，具有统计学意义（表 14-2）。

表 14-2　患者满意率

组别	例数	非常满意	满意	基本满意	不满意	总体满意度（%）
内镜组	23	9	9	3	2	78.26
传统组	23	5	6	1	11	47.82

$x^2 = 8.973\ 6$ ；$P=0.029\ 6$

经腋下切口内镜松解隆乳术术后包膜挛缩 23 例患者 Baker Ⅲ级包膜挛缩 1 例，Baker Ⅳ级包膜挛缩 1 例，Ⅲ级、Ⅳ级包膜挛缩的再发生率为 8.7%；经乳晕下切口传统手术方法松解隆乳术术后包膜挛缩 23 例患者 Baker Ⅲ级包膜挛缩 4 例，Baker Ⅳ级包膜挛缩 2 例，Ⅲ级、Ⅳ级包膜挛缩的再发生率为 30.4.%，$P<0.05$，具有统计学意义（表 14-3）。

表 14-3　包膜挛缩再发生率

组别	例数	未挛缩	Ⅲ级	Ⅳ级	再挛缩率（%）
内镜组	23	21	1	1	8.7
传统组	23	12	4	2	30.4

$x^2 = 8.692\ 6$ ；$P= 0.013$

第十五章

内镜乳房聚丙烯酰胺水凝胶异物取出术

第一节 病　　因

聚丙烯酰胺水凝胶是一种人体的软组织填充剂,主要用于注射隆乳术,会造成乳房硬结、感染、凝胶移位、乳房变形、乳腺增生、乳腺癌等并发症。中国于 1997 年正式引进这种材料,主要用于注射隆乳术。由于操作简单、无手术切口、痛苦小、术后不影响正常工作和生活,已有很多患者接受了注射隆乳术。然而,注射聚丙烯酰胺水凝胶可产生多种并发症,其中约 6% 为感染。分娩和哺乳后的化脓性感染增加了治疗的复杂性和难度,如治疗不当,可导致败血症,或者造成乳房毁容的严重后果。

在我国已有 30 万例患者接受聚丙烯酰胺水凝胶注射隆乳术。其所谓的优点是近期手感柔软,手术操作简单、快速,患者痛苦少,曾深受患者推崇(图 15-1)。

自应用聚丙烯酰胺水凝胶行组织填充以来,所发生并发症的报道逐年增多,特别是在美容院由非正规医务人员大量使用,出现并发症的概率大大增加。鉴于聚丙烯酰胺水凝胶(注射用)在使用过程中陆续出现可疑不良事件和患者投诉,国家食品药品监督管理局药品评价中心经过对该产品上市使用后进行的再评价,认为聚丙烯酰胺水凝胶(注射用)不能保证上市使用中的安全性,已于 2006 年 4 月 30 日发布国食药监械[2006]179 号,全面停止生产、销售和使用聚丙烯酰胺水凝胶(注射用)。注射隆乳术主观上欲将填充材料注射于组织间隙(如乳房后间隙),但在实际操作过程中,由于在盲视下穿刺注射,不可能十分准确地注入设想的组织间隙内。注入体内的聚丙烯

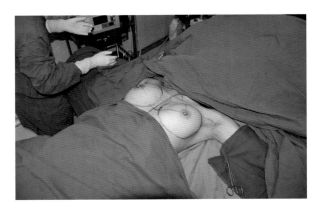

图 15-1　聚丙烯酰胺水凝胶注射隆乳注射部位

酰胺水凝胶可向皮下组织浸润、弥散,还可随肌肉收缩运动发生移动或受重力的影响流入手术区域以下部位的间隙,发生无菌性炎症,导致局部肿胀或形成皮下结节。若将聚丙烯酰胺水凝胶注入乳腺组织内,会对乳腺导管造成不良影响。对聚丙烯酰胺水凝胶的取出,目前采用的处理方法有切开引流、抽吸、刮出等,各种方法均不能完全取净。相对于普通盲视下乳房聚丙烯酰胺水凝胶取出术,3D 内镜的应用在乳房聚丙烯酰胺水凝胶取出术中起到非常重要的作用。

第二节　应用解剖

乳房为人与哺乳动物哺育后代所特有的生理结构,女性乳房在青春期后开始生长发育,男性乳房则多不发育。乳房位于胸前,呈半球形,位于胸筋膜与胸大肌表面,上达第 2~3 肋,下至第 6~7 肋,内侧达胸骨旁线,外侧至腋中线。腹腔镜手术多从胸大肌前的深筋膜与乳腺后的包膜之间的间隙(乳房后间隙)入路,因此间隙为一层疏松结缔组织,无大血管存在。此间隙亦是行乳房假体植入术常用的入路,部分假体植入术也选择胸大肌的深筋膜与胸小肌之间的胸大肌下间隙建立操作空间。乳房的组织结构见图 15-2。

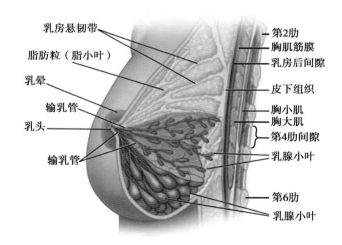

图 15-2　乳房的组织结构(内侧面观)

第三节　适应证与禁忌证

一、适应证

1. 任何类型的腋下入路乳房聚丙烯酰胺水凝胶取出术　利用 3D 内镜进行乳房后间隙、胸大肌筋膜下双平面的剥离和止血,打开乳房后间隙,探查乳腺内填充物的囊腔,检查剥离的范围是否到位,在 3D 内镜下检查取出聚丙烯酰胺水凝胶的方向是否正确。

2. 乳房下皱襞入路乳房聚丙烯酰胺水凝胶取出术　在 3D 内镜辅助下进行剥离和止血。

3. 腋下入路乳房聚丙烯酰胺水凝胶二次取出术　尤其是因注射隆乳时将聚丙烯酰胺水凝胶注入乳腺组织内,造成第一次手术无法完全清除而 6 个月后再次进行第二次手术,最适合利用 3D 内镜进行操作。

二、禁忌证

患乳腺其他疾病,如乳腺炎、乳腺纤维腺瘤、乳腺癌等者;有心脏病、免疫系统或造血系统疾病者;瘢痕体质、过敏体质者;妊娠期或哺乳期患者;心理准备不足或有不切合实际的要求者,以及精神疾病患者;有凝血功能障碍、术区难以实施加压包扎的部位有肿块及各种血管瘤,手术时间过长,术中易出血使手术操作难度加大者,术前应仔细询问病史,做详细检查,并测定血常规、出血及凝血时间,进行 B 超检查,可降低术中及术后出血危险。

第四节　器械选择

随着 3D 内镜技术的发展,聚丙烯酰胺水凝胶取出手术设备也日新月异。开展聚丙烯酰胺水凝胶取出手术的设备除了基本器械外,还包括复杂的 3D 内镜手术的其他设备,包括专门器械和一些辅助器械。

1. 专门器械　3D 内镜系统:3D 显示器、光源、图像及视频存储设备、3D 内镜、3D 眼镜;内镜隆乳术专用 L 型拉钩、内镜抓持器、内镜电钩、负压吸引器、电凝器。

2. 辅助器械　如膨宫机、灌注泵、冲洗泵、吸引器、便携式多功能监护仪。

第五节　术前准备

1. 术前拍照(图 15-3),充分暴露患者上半身,嘱患者取直立站位,挺胸。拍照应包括正位、左侧位、右侧位照片。

2. 聚丙烯酰胺水凝胶位置预测(图 15-4),包括视觉定位、触摸定位,并做出标记。

3. 术前测量(图 15-5),测量两乳头距离、剑突至两乳头距离等。

4. 填写术前测量表格。

5. 探测聚丙烯酰胺水凝胶分布层次与位置。

6. 选择聚丙烯酰胺水凝胶取出路径(图 15-6)。

7. 根据乳房基底宽度、乳房皮肤松弛度来确定假体体积。

8. 在极瘦的患者可以选择水滴形乳房假体。

9. 术前乳房假体设计(图 15-7)。

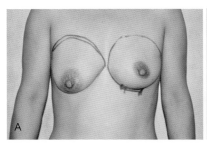
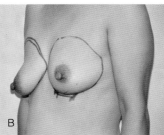
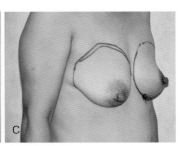

图 15-3　术前拍照
A. 正位；B. 左侧位；C. 右侧位

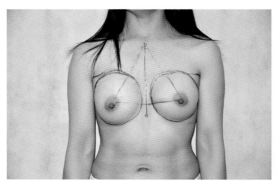

图 15-4　聚丙烯酰胺水凝胶位置预测

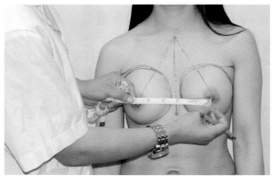

图 15-5　术前测量

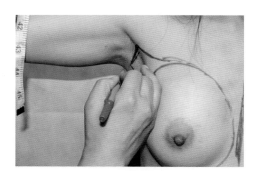

图 15-6　选择聚丙烯酰胺水凝胶取出路径

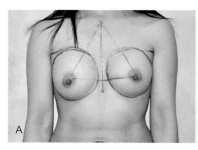
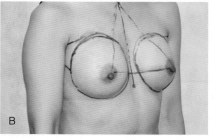

图 15-7　术前乳房假体设计
A. 正位；B. 右侧位；C. 左侧位；D. 术前设计中

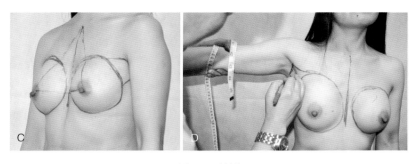

图 15-7（续）

第六节　手术过程

1. 安装内镜　将 3D 显示器、光源、电凝器、图像及视频存储设备、3D 内镜、内镜隆乳术专用 L 型拉钩、负压吸引器进行组装。3D 内镜系统置于手术台尾部（图 15-8、图 15-9）。

2. 术前准备　常规消毒、铺巾前用甲紫在乳房表面标记出包括聚丙烯酰胺水凝胶在内的手术所要涉及的大致范围，聚丙烯酰胺水凝胶位于乳房外侧（包括外上、外下、正外）和乳房正上、正下方者，医师可根据实际情况选择腋下入路或经乳晕下入路。手术大多选择全身麻醉（图 15-10）。

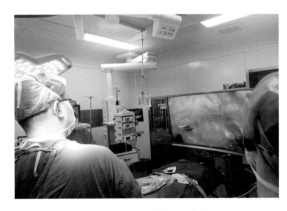

图 15-8　3D 内镜手术室

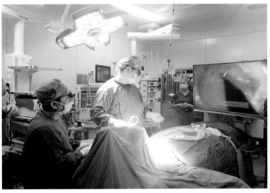

图 15-9　手术台可调节

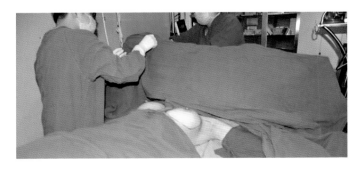

图 15-10　术前准备

　　3. 切口设计与麻醉　手术切口有腋下切口、乳晕下切口、乳房下皱襞切口。

　　(1) 切口设计：在腋窝顶部皱襞内设计切口线，长度为 3~4 cm (图 15-11)，这类切口位置隐蔽。各类手术入路的优点与缺点列于表 15-1，目前多使用腋窝入路。

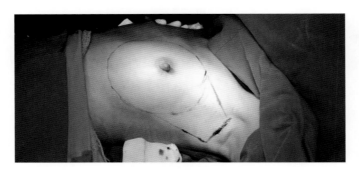

图 15-11　切口设计

表 15-1　各类手术入路的优点与缺点

手术入路	优点	缺点
乳房下皱襞入路	运用最广泛 最好的直视下入路 直视下剥离囊腔区域 最好的术中控制 适用于各类乳房 进入时对组织损伤最小 最通用 避开重要神经及血管结构 不需特殊器械 再次手术不需另做切口 手术 24 h 后恢复正常活动 可常规进入剥离区域 可精确植入各类假体 相比其他入路，手术时间最短	瘢痕位于乳房美容单元 为使瘢痕处于术后最佳位置，医师应在术前仔细设计术后的乳房下皱襞
腋下入路	远离乳房美容单元 术后 24 h 后恢复正常活动 常规进入剥离区域 适用于各类假体，但定型假体需特殊技巧	有限的直视下手术视野 囊腔下极分离时需借助内镜 邻近数处重要的神经和血管 需特殊内镜辅助，可取得最佳效果 并发症包括腋淋巴结肿大、腋部淋巴或纤维带及影响腋毛剃除 前哨淋巴结取样可能存在潜在影响 如再次手术，需另做切口
乳晕下入路	良好的直视下手术视野 直视下剥离囊腔区域 良好的术中控制 进入囊腔所有区域距离均等 较少的重要神经和血管 术后 24 h 恢复正常活动 囊腔区域常规进入 适用于各类假体，但切口大小限制部分定型硅凝胶假体选择	切口位于乳房美容单元的易见部位 进入时会有额外的组织损伤及出血，必须贯穿乳腺组织 植入假体时使乳腺组织暴露于内源性细菌中 乳晕大小限制植入大号假体 相比乳房下皱襞入路，手术视野有限 理论上切除了支配乳头、乳晕的部分神经 深色乳晕中在切口有乳色素沉着 假体通过腺体隧道疝出 有乳腺疾病病史者效果不理想

（2）麻醉：采用全身麻醉，但无论局部麻醉、神经阻滞麻醉或全身麻醉，切口向内侧的皮下一般均需注射一定量的肿胀液，使皮肤剥离更方便。麻醉后，患者取平卧位，双上肢外展90°，消毒、铺巾（图15-12）。

4. 剥离间隙

（1）切开皮肤：游离薄层皮瓣，沿预剥离线剥离至暴露胸大肌外侧缘，避免打开腋脂肪垫，并向中央掀起（图15-13）。

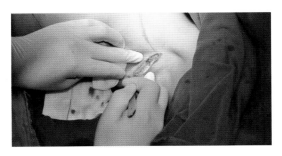

图15-12　注射肿胀液

（2）切开腋筋膜：到达胸大肌外侧缘，用光导拉钩挑起皮瓣，非气腔形成操作空间，交替使用长柄细形电刀和前端弯曲的长细剪刀分离皮下组织与腺体（图15-14）。

（3）放入内镜：在可视状态下使用超声刀分离皮下组织与乳腺（图15-15），易于止血及避免破坏血管，直至达到聚丙烯酰胺水凝胶所处位置。

（4）剥离乳房后间隙：上面是疏松的部分，用超声刀剥离连接紧密的部分，比如在内侧有第3、6肋间神经前皮支；下部有乳房悬韧带和血管蒂（图15-16）。

（5）胸大肌筋膜下剥离：与乳房后间隙剥离遇到的情况是一样的，不过出血会更多。

（6）胸大肌下间隙剥离：疏松间隙很容易剥离，用超声刀向内侧剥离胸骨边缘胸大肌附着，向下剥离胸大肌肋骨附着。

（7）腋下入路剥离顺序：先剥离少血管区，然后在内镜监视下剥离多血管区。钝性剥开胸外侧筋膜，进入胸大肌下间隙，使用冷光源拉钩辅助，直视下检查是否进入胸大肌下间隙（图15-17、图15-18）。

5. 3D内镜操作　镜头连接好鞘套、光源，调整好白平衡。进入胸大肌下间隙后移动位置，使显示器图像清晰。

剥离方向：在确定聚丙烯酰胺水凝胶的位置下，向着聚丙烯酰胺水凝胶的方向，从腋下切口进入。术者用手指钝性剥离腔隙后，找到胸大肌止点，沿胸大肌下剥离，仔细检查活动出血点并电凝止血，胸大肌筋膜与胸大肌之间层次分离腔隙比较困难，分离时顺胸大肌进入后左手抓住乳腺提起乳房，右手握剥离器钝性撑开剥离层次，导入3D内镜后观察分离范围是否足够，部分位置分离欠缺时可用电凝钩或超声刀直接分离，直到剥离到含聚丙烯酰胺水凝胶的腔隙（图15-19）。

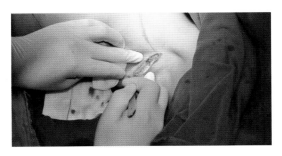

图15-13　切开皮肤

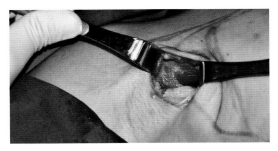

图15-14　分离皮下组织与腺体

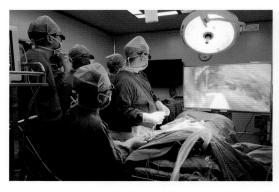

图 15-15　内镜下使用超声刀分离皮下组织与乳腺

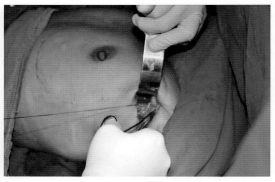

图 15-16　剥离乳房后间隙

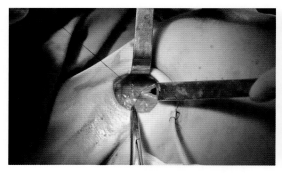

图 15-17　钝性剥开胸外侧筋膜

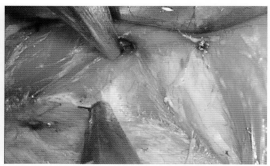

图 15-18　剥离中

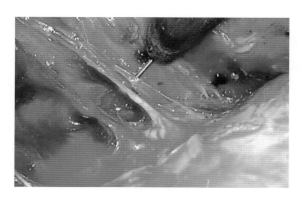

图 15-19　3D 内镜操作术中情况

　　3D 内镜下显示胸大肌、肋骨和肋间肌，注意胸骨内侧胸大肌附着点完整。

　　3D 内镜下剥离至聚丙烯酰胺水凝胶位置后，如包裹聚丙烯酰胺水凝胶包膜没有破裂，则完整分离包膜，取出（图 15-20）。若聚丙烯酰胺水凝胶包膜破裂，则需术者挤出聚丙烯酰胺水凝胶（图 15-21），待聚丙烯酰胺水凝胶完全挤出后反复用生理盐水冲洗。缝合腋窝切口时，准确对合各个解剖层次，逐层缝合，双侧不必放置负压引流管。清洁切口后用乙醇纱布包扎，乳房上缘用弹性绷带加压包扎，常规应用抗生素 2~3 d，手术结束（图 15-22）。

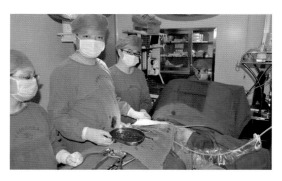

图 15-20 完整分离包膜取出聚丙烯酰胺水凝胶

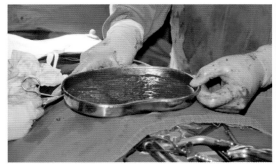

图 15-21 取出的聚丙烯酰胺水凝胶

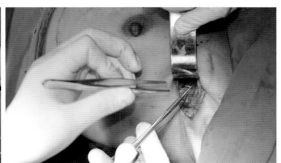

图 15-22 逐层缝合切口

第七节 手术注意事项

1. 注意对乳头及乳晕区的保护。乳晕区皮肤较薄,皮下脂肪较少,容易造成该处分离的皮瓣过薄而破坏乳头的血供,引起乳头坏死,影响美观。

2. 避免超声刀大块钳夹导致局部温度过高,影响乳房血液循环。若局部温度较高,可用注射器注入生理盐水以迅速局部降温。

3. 对皮下脂肪较少的患者,可采用先经乳晕下方小切口切开皮肤,锐性分离乳晕下方及切断乳腺导管,可有效地保护乳房血供。

4. 对于血管的处理,一般的血管均可用超声刀直接切断,不需要应用血管夹,但应妥善处理乳房内上方第 2、3 肋间隙的较粗动脉分支。手术结束后仔细检查术区有无活动性出血,防止术后出血。聚丙烯酰胺水凝胶注入后可引起局部疾病,但聚丙烯酰胺水凝胶取出术危险性大,应尽量将聚丙烯酰胺水凝胶全部取出,保留乳房,并减轻皮肤切口瘢痕,满足术后乳房功能和提高美学效果。

第八节 术后护理

聚丙烯酰胺水凝胶注射大多是在盲视下的操作,可能会损坏乳腺导管及乳腺小叶。聚丙烯酰胺水凝胶沿乳腺导管扩散,压迫乳腺导管,使其狭窄,导致感染,残余聚丙烯酰胺水凝胶引起的急性乳腺炎比正常哺乳发生急性乳腺炎的概率大,对患者和家属产生巨大影响。

观察伤口渗血、渗液情况,及时更换敷料。包扎的弹性绷带不宜过紧,否则患者会出现胸闷的症状。如造成不适,应及时给予松解绷带、重新包扎,症状可缓解。因为治疗时间长,护士应熟练掌握护理技能,耐心地为患者服务,以减轻疼痛,鼓励和支持患者积极配合治疗,尽快康复。

第九节 讨   论

乳房聚丙烯酰胺水凝胶取出术从普通二维内镜时代步入 3D 内镜时代。

3D 内镜乳房聚丙烯酰胺水凝胶取出术的优点:

1. 减少了手术时间,也就是相应地减少了麻醉、药物反应,缩短了术后早期恢复的时间。

2. 减轻了手术创伤,在高清可视下的手术减少了出血及手术副损伤。

3. 采用严格的手术方法、精确的剥离层次、熟练的技术,可以消除传统方法笨重的装置、引流、绷带等的束缚。

4. 3D 内镜辅助腋下入路手术有严格的灭菌控制,肩胛骨可以早期活动。

5. 住院时间(24~48 h)短。

6. 术前、术中、术后的评估可以使患者在 3 d 内恢复正常的生活,可以更好地预测术后效果。

第十节 典型病例

典型病例一

【病例资料】 某患者,女性,49 岁。聚丙烯酰胺水凝胶注射后 20 余年。

【主诉】 左乳肿胀 2 个月余。

【现病史及治疗方案】 入院后完善相关检查,进行 3D 内镜聚丙烯酰胺水凝胶取出术,术后 7 d 无异常(图 15-23)。

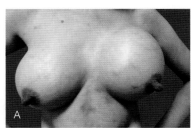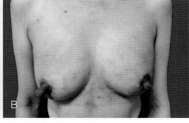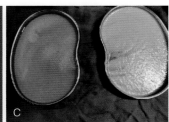

图 15-23 典型病例一

A. 术前正位照片;B. 术后 7 d 正位照片;C. 取出的聚丙烯酰胺水凝胶

典型案例二

【病例资料】　某患者,女性,46 岁。聚丙烯酰胺水凝胶注射后 10 余年。

【主诉】　左乳肿胀 1 个月余。

【现病史及治疗方案】　入院后完善相关检查,进行 3D 内镜聚丙烯酰胺水凝胶取出术,术后 1 年复查无异常(图 15-24)。

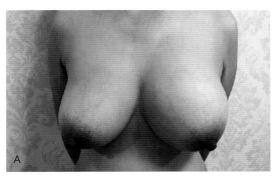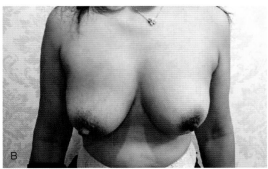

图 15-24　典型病例二

A. 术前正位照片;B. 术后 1 年正位照片

第十六章

内镜乳腺纤维腺瘤取出术

第一节 病因与发病机制

乳腺纤维腺瘤是女性乳腺最常见的良性肿瘤,约占乳腺良性肿瘤的75%。它不同于乳腺癌,乳腺癌高发年龄在45岁以后,而乳腺纤维腺瘤虽也有45岁以后发病的,但多发于18~35岁年轻女性,发病年龄较小是此病的特点之一。乳腺纤维腺瘤的发生、发展与雌激素的刺激关系密切,因此月经来潮前或绝经后少见。乳腺纤维腺瘤好发于乳腺的外上方,表现为圆形肿块,肿块边界非常清晰,表面光滑,在乳腺内很容易被推动,而且患者多无其他感觉异常。这类肿块生长缓慢,可以多年无变化。虽然乳腺纤维腺瘤属于良性肿瘤,但有肉瘤变的可能,故手术切除是治疗乳腺纤维腺瘤唯一有效的方法。对于恶性变者,放疗对病情的局部控制可能有效,保守手术后可用。有些病例采取内分泌治疗也曾取得成功,如服用三苯氧胺。年轻患者和肿瘤体积大者复发率较高。在对疾病的认识过程中,本病曾被称为乳腺纤维瘤、腺纤维瘤(adenofibroma)、腺瘤(adenoma)、囊性腺纤维瘤、黏液纤维腺瘤等,实际上这仅仅是由于构成肿瘤的纤维成分和腺上皮增生程度不同。当肿瘤的构成以腺上皮增生为主,而纤维成分较少时,则称为纤维腺瘤;如果纤维组织在肿瘤中占多数,腺管成分较少时,则称为腺纤维瘤;肿瘤组织由大量腺管成分组成时,则称为腺瘤。不同种类的肿瘤只是具有病理形态学方面的差异,而临床表现、治疗及预后并无差别,所以准确分类并无必要。乳腺疾病发病机制见图16-1,乳腺的组织结构及肿物位置见图16-2。

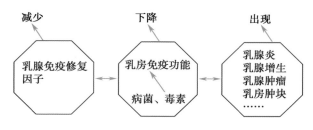

图 16-1 乳腺疾病发病机制

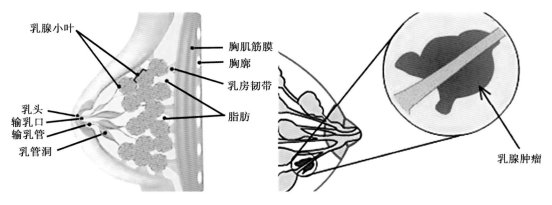

图 16-2　乳腺的组织结构及肿物位置

第二节　适应证与禁忌证

一、适应证

患有乳腺纤维腺瘤的患者,如多发性乳腺纤维腺瘤、巨大的乳房良性肿瘤等,3D 内镜系统可安全地切除超声发现的纤维腺瘤,操作过程无疼痛或患者不能接受的情况,出血少,对组织破坏小,操作方便、迅速。

二、禁忌证

1. 患有乳腺其他疾病者,如乳腺炎、乳腺癌等。
2. 有心脏病、免疫系统或造血系统疾病者。
3. 瘢痕体质或异常体质、过敏体质者。
4. 妊娠期或哺乳期患者。
5. 心理准备不足或有不切合实际的要求,以及有精神疾病者。
6. 有凝血机制障碍、术区有肿块及各种血管瘤等难以实施加压包扎者。手术时间过长,术中易出血使手术操作难度加大。尽管本手术时间短,但若术区有难以加压的肿块或患者凝血功能障碍,易发生术后出血。因此,术前应仔细询问病史,做详细检查,并测定血常规、出血及凝血时间、B 超,可降低术中及术后出血的危险性。
7. 血管瘤及纯囊性肿块患者。

手术应避开妊娠期、月经期。取出的纤维腺瘤必须常规进行病理学检查,排除恶性变的可能。

第三节　术前准备

一、手术前准备

1. B超检查　B超探头用无菌橡皮套包裹后涂以无菌导声胶,预先探测乳腺纤维腺瘤病灶所在位置。对可扪及的病灶,也可用超声辅助定位,并标记乳腺纤维腺瘤预测的位置(图16-3)。

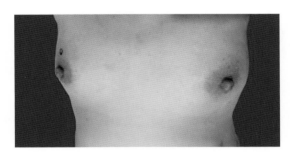

图16-3　B超标记预测的位置

2. 患者的术前体检准备及所需3D内镜等器具的消毒和检测　常规消毒前,使用甲紫在乳房表面标记出包括纤维腺瘤在内的手术所要涉及的大致范围。术中需要时,可按压皮肤标记处,引导操作。患者取仰卧位,常规消毒、铺巾。

二、麻醉

使用2%~4%普鲁卡因或利多卡因注射液局部浸润麻醉或全身麻醉。

三、手术切口的选择

选择切口时,主要根据纤维腺瘤所在位置,但乳腺纤维腺瘤为青春期女性常见,患者对术后的切口和外形要求颇高,所以乳腺纤维腺瘤取出术通常采用腋前线小切口(图16-4),少数乳房皮肤不是非常松弛的患者也可采用乳晕下切口(图16-5)。

第四节　手术过程

患者取平卧位,安装3D内镜设备。手术床应能摇起,使患者在术中可取坐位。将乳房向上、下、左、右推,标记出乳房基底线。

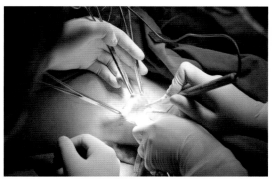
图 16-4 腋前线小切口

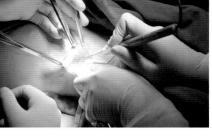
图 16-5 乳晕下切口

1. 切开 在腋下或设计切口处用尖刀切开皮肤 2~3 cm。

2. 剥离 操作者在患者头侧与肩之间的位置操作 3D 内镜系统进行剥离(图 16-6),插入 3D 内镜隆乳专用拉钩,由助手提起,掌握方向及深度,巡回护士帮助手术者佩戴 3D 眼镜,术者一手持内镜电钩,另一手持内镜抓持器,即可对着 3D 显示器进行直视下精细操作。皮下和乳腺筋膜层分别注射加 1∶50 万肾上腺素的冷生理盐水。用组织剪在皮下及乳房筋膜钝性分离多条反射状隧道,用手指钝性分离成腔隙,用甲状腺拉钩或可视牵开器挑起皮瓣,非气腔形成操作空间,插入内镜,在内镜辅助下用长柄细形电刀和超声刀分离并切割纤维腺瘤周围的皮下组织和腺体组织,形成视腔。在使用超声刀分离时,与一般电刀切割分离一样,需要被切割的组织保持一定的张力,否则效果不好。而超声剪刀的一叶为超声刀头,另一叶可以托住组织,两叶夹紧后超声刀可以充分发挥作用。腔隙分离时,避免损伤腋动脉、腋静脉、肋间臂神经或上臂内侧皮神经。

3. 乳腺纤维腺瘤切除 视腔形成后,先插入普通"S"拉钩或乳房拉钩,提拉肌肉及软组织,再小心置入内镜套管拉钩及内镜,注意尽量避免镜头污染。必要时取出内镜擦拭或通过导管用无菌盐水冲洗,以保持镜头清洁。如创面有点状出血或组织深部止血,可先用尖分离钳夹住出血点,然后电凝止血,可起到良好的止血效果。

在 3D 内镜下将乳腺基底部切开,将乳腺向上牵起,在乳腺下筋膜层钝性分离,对无法钝性分离的纤维粘连,用电刀分离到乳腺的边缘,最后完全松解乳腺。将松解的乳腺从乳晕切口慢慢地移出,最后切除乳腺纤维腺瘤病灶组织(图 16-7)。当切除组织过大时,可引起残腔表面皮肤松弛、起皱,影响乳房外形美观,因此应在皮下扩大游离范围,可使皮肤摊

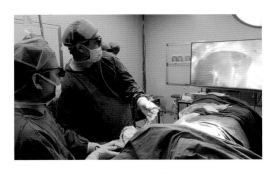
图 16-6 3D 内镜下剥离

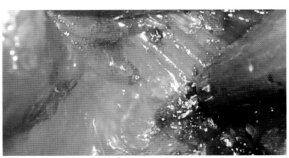
图 16-7 3D 内镜下将乳腺纤维腺瘤切除

平,减轻对外观的影响。

4. 缝合切口　在 3D 内镜直视下检查是否有活动性出血,并止血,用可吸收缝线分层缝合切口。

5. 包扎与术后处理　缝合腋窝切口时,准确对合各个解剖层次,逐层缝合,放置负压引流,负压引流管 24~48 h 后拔除,清洁切口后用乙醇纱布包扎,乳房上缘用弹性绷带加压包扎,常规应用抗生素 2~3 d。

第五节　手术注意事项

术中严格止血、术后确切加压包扎能避免术后剥离处皮下淤血。使用 3D 内镜切除术操作时,需高频超声指导监控,应注意纤维腺瘤的超声声像图,随时调整超声刀的剥离方向,以便精准、完整地切除乳腺纤维腺瘤(图 16-8)。此外,术中应相对固定纤维腺瘤的位置,剥离过程中及时止血,注意勿穿透皮肤。

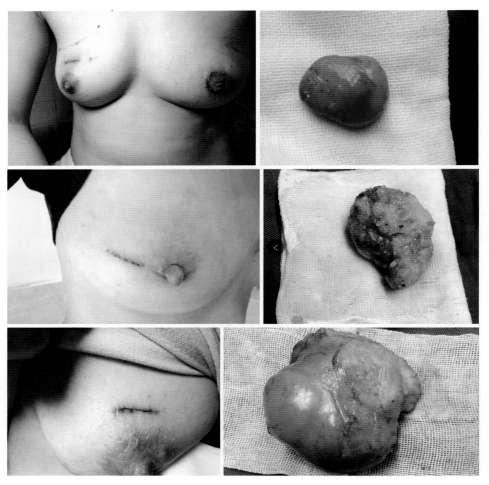

图 16-8　乳腺纤维腺瘤术后及取出的纤维腺瘤组织

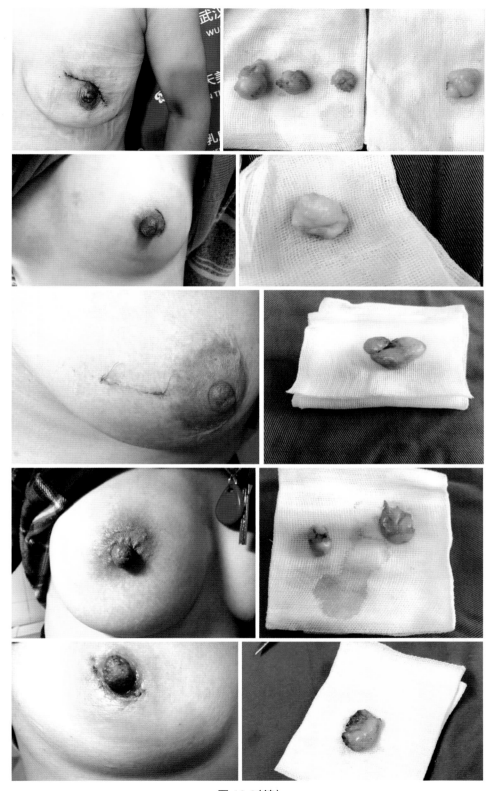

图 16-8(续)

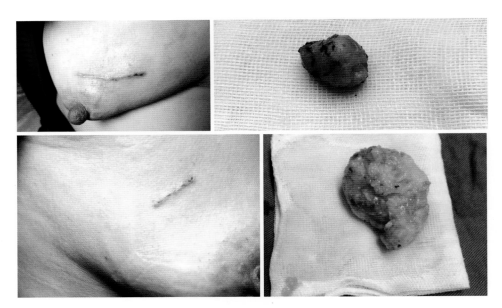

图 16-8（续）

第六节　手术并发症及处理

一、术中出血

　　仔细观察术区，小范围出血时，应用超声刀及时止血；出血较严重并影响手术操作时，使用真空抽吸装置将血液吸出；暂停手术操作，加压压迫出血区域；严重时应中止手术，止血，并加压包扎。

二、术后出血

　　手术结束后，将术区残留的血液通过切口挤出，并及时行加压包扎，对减少术后出血有着重要的意义。若术后 12 h 内出现出血情况，应立即打开敷料，再次行可靠的加压包扎。

第七节　术后护理

　　1. 注意饮食结构，忌食或少食辛辣及刺激性食物，尤其在乳腺纤维腺瘤治疗期间，应遵医嘱。
　　2. 乳腺纤维腺瘤术后不应长期使用含有激素的化妆品；不过食含有激素类的滋补品和使用激素类药物。

3. 乳腺纤维腺瘤术后要劳逸结合,避免过度劳累,适当参加体育活动,增强自身的免疫力。

4. 保持心情舒畅,避免情绪波动,更不可长时间精神抑郁,尤其是在月经前期,更应注意。

第八节　讨　论

内镜用于乳腺纤维腺瘤切除,减轻了手术创伤及患者痛苦,在可视状态下进行切除手术,明显地减少乳房正常组织损伤及出血,术后效果满意,明显优于传统手术方法。其适用于乳腺纤维腺瘤较大,特别是用微创技术难以取出的乳腺纤维腺瘤。由于患者对术后身体不适的症状及恢复情况十分敏感,所以术后体征往往成为她们判定乳腺纤维腺瘤取出术是否成功的主观标准。如果她们"确认"手术效果不良,术后恢复时间长,则对心理打击非常大。很多情况下,追求完美的患者对术后的瘢痕非常反感,认为手术做坏了,或某种功能因手术受到了影响,从而导致焦虑。常规手术后会产生较多的手术瘢痕,影响美观,故患者大多选择 3D 内镜进行乳腺纤维腺瘤取出术,切口隐蔽。此法将成为乳腺纤维腺瘤患者较为理想的治疗方法。

第十七章

内镜浆细胞性乳腺炎根治术

浆细胞性乳腺炎又称为乳腺导管扩张症,中医称其为粉刺性乳痈,俗称导管炎,简称浆乳。浆细胞性乳腺炎不是细菌感染所致,而是导管内的脂肪性物质堆积、外溢,引起导管周围的化学性刺激和免疫反应,导致大量浆细胞浸润。本病反复发作,破溃后形成瘘管,可以继发细菌感染,长久不愈,是一种特殊的乳腺炎症。

第一节　疾病特征

一、病因

浆细胞性乳腺炎的病因目前尚未明确,最主要的原因可能与以下几个方面有关。

1. 先天性乳头内陷畸形(图 17-1)导致乳腺导管分泌、排泄障碍　浆细胞性乳腺炎的发生与乳头发育不良有关,如乳头内翻、乳头分裂等,内翻的乳头成为藏污纳垢之处,常有粉刺样物质,有时还会有异味。乳头畸形也必然造成导管的扭曲、变形。导管很容易堵塞,导管内容物为脂性物质,侵蚀管壁造成外溢,引起化学性炎症,大量淋巴细胞、浆细胞反应,形成小的炎性包块。病灶多在乳晕附近,局部红、肿、疼痛。

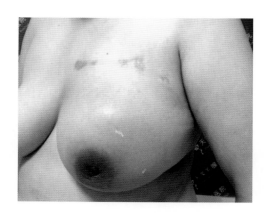

图 17-1　先天性乳头内陷畸形

患者一般不发热。几日后病变可以自行消退,当劳累、感冒等患者抵抗力低下时再次发作,但病情一次比一次严重,肿块逐渐变大、红肿,一般医师认为是小脓肿,或使用抗生素,最后切开引流,这样就形成了瘘管,难以愈合。有时红肿自行破溃,同样长久不愈。发生于中老年妇女的浆细胞性乳腺炎是导管扩张、导管壁退行性变所致。部分患者的病灶还可多处发生,形成多个瘘管,甚至彼此相通,乳房千疮百孔,类似乳腺结核。肿块如果距离乳头较远,与皮肤发生粘连,很像乳腺癌。

2. 泌乳素分泌水平异常　通过临床观察发现,有 1/3 的患者泌乳素分泌水平是增高的。泌乳素是人体内很重要的激素,这种激素在哺乳期间增高,因此才会有乳汁的分泌。但是在哺乳停止以后,泌乳素明显下降,但是浆细胞性乳腺炎患者泌乳素分泌量仍然是增高的,刺激乳腺导管持续处于一种很活跃的状态,易产生炎症,再加上患者乳头内陷,不断有分泌物分泌,但排不出来,容易产生炎症。

雌激素、孕激素的紊乱都有可能导致浆细胞性乳腺炎。比如患者在流产之后,突然出现乳腺肿块增大,与激素水平的紊乱有关。

3. 导管退行性改变　导管退行性改变导致肌上皮细胞出现明显退化,从而失去了收缩功能,导致腺体萎缩退化,从而导管内的分泌物滞留在管内,诱发炎症。

4. 自身免疫性疾病　截至目前,浆细胞性乳腺炎的病因尚未明确。大多数患者发病并无明显诱因,故认为此病是一种自身免疫性疾病。

二、病理

浆细胞性乳腺炎病变的早期病理表现为导管上皮不规则增生,导管扩张,管腔扩大,管腔内有大量含脂质的分泌物聚集,导管周围组织纤维化,并有淋巴细胞浸润。后期病变可见导管壁增厚、纤维化,导管周围出现小灶性脂肪坏死,周围可见大量组织细胞、中性粒细胞、淋巴细胞和浆细胞浸润(图 17-2),尤以浆细胞显著,故称为浆细胞性乳腺炎。

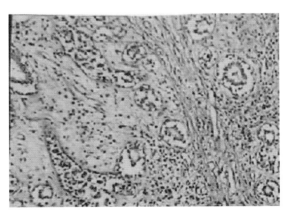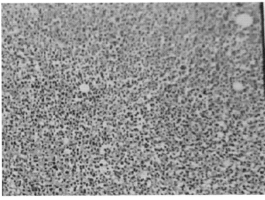

图 17-2　浆细胞性乳腺炎光镜下所见呈慢性乳腺炎改变伴浆细胞浸润

三、临床特点

1. 与妊娠和哺乳无关,即不是在妊娠期和哺乳期发生的乳腺炎性疾病。
2. 多数患者伴有乳头的各种畸形或导管扩张。
3. 在年轻妇女多见,未婚的女性也不少见。

4. 反复发作,长久不愈的乳晕旁瘘管或慢性炎性肿块。

5. 本病并不少见,约占乳腺疾病患者的 10%。

四、分期

浆细胞性乳腺炎多发生于 30~40 岁非哺乳期妇女,常以乳房肿块、乳头溢液为首次就诊症状,且多数为唯一症状。肿块多位于乳晕深部,急性期较大,亚急性期及慢性期缩小成硬结。乳头溢液多为淡黄色浆液性或混浊的黄色黏液,血性溢液少见。可有同侧腋淋巴结肿大,但质软、压痛明显,其炎症反应也可以导致乳头回缩和乳晕区皮肤橘皮样变。也可以出现肿块软化而成脓肿,破溃后久治不愈者形成通向输乳管的瘘管或窦道。

根据病程,浆细胞性乳腺炎可分为 4 期。

1. 急性化脓初期(图 17-3)　约 2 周,乳房肿块伴有疼痛、肿胀、皮肤发红等急性乳腺炎的表现,但全身反应轻,无明显发热。

2. 急性化脓期(图 17-4)　局部皮肤红、肿、热、痛,硬结明显,触痛加重。急性期炎性症状消失,出现乳房肿块,并与皮肤粘连,患者可出现寒战、高热、头痛、无力、脉快等全身中毒症状。

3. 破溃期(图 17-5)　急性乳腺炎局限化,即形成急性乳房脓肿。此时肿块有波动感,表浅的脓肿波动相对明显。脓肿可以向外破溃,也可以向内破溃穿入输乳管,自乳头排出脓液。

4. 慢性炎症期(图 17-6)　反复发作后,乳房肿块可缩小成硬结状,出现 1 个或数个边

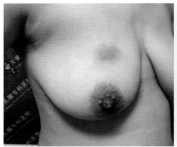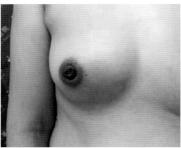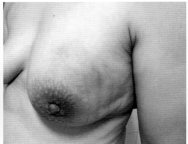

图 17-3　浆细胞性乳腺炎急性化脓初期

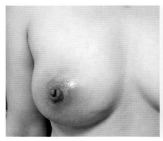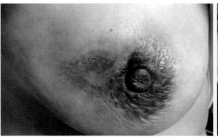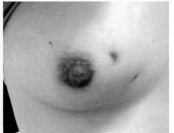

图 17-4　浆细胞性乳腺炎急性化脓期

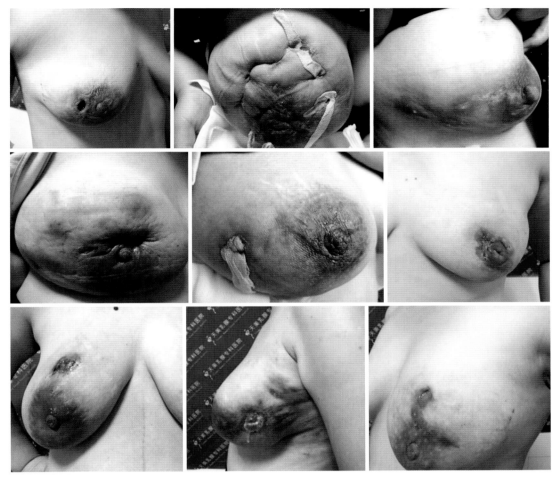

图 17-5 浆细胞性乳腺炎破溃期

界不清的硬结,初期可能只有 1 cm,数月或数年后可达 3~5 cm 或以上。此肿块多数位于乳晕范围内,质地坚实,与周围组织有一定的固着性,并与乳腺局部的皮肤粘连,呈橘皮样改变。也可见乳头回缩或乳头朝向改变,重者可使乳房变形。有的可触及腋下肿大的淋巴结。以上表现临床上易与乳腺癌相混淆。少数患者乳晕处或附近皮下有小脓肿,切开或破溃后不易愈合,可形成瘘管和窦道,长达数年。

五、临床表现

浆细胞性乳腺炎发病突然,发展速度快。患者感乳房局部疼痛不适,并可触及肿块。肿块位于乳晕下或向某一象限伸展。肿块质硬、韧,表面呈结节样,边界欠清晰,与胸壁无粘连。有的乳房皮肤有水肿,呈橘皮样,一般无发热等全身症状。乳头常有粉渣样物质泌出,有臭味。少数患者伴乳头溢液,为血性或水样,还可伴患侧腋淋巴结肿大。晚期肿块发生软化,形成脓肿。脓肿破溃后流出混有粉渣样脓汁,并造成乳晕部瘘管,以致创口反复发作、渐成瘢痕,使乳头内陷。浆细胞性乳腺炎的临床表现多种多样,有的患者表现为长期乳头溢液,或仅乳头内陷,或局部肿块持续不消长达数年。根据临床经验,浆细胞性乳腺炎可有如下表现。

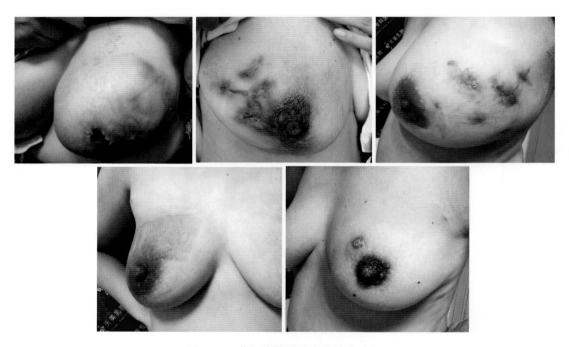

图 17-6　浆细胞性乳腺炎慢性炎症期

1. 隐匿型(图 17-7)　患侧多伴有乳头内陷,以乳房胀痛、乳头溢液为主要表现,有部分患者有与乳腺增生一样的感觉,但它与乳腺增生的区别为:不是周期性胀痛,与月经没有关系。当乳头流出液体后,疼痛就会减轻很多。很多患者乳头往往能挤出牙膏样、粉刺样、奶酪样黏稠的液体或半固体物质。

2. 乳房肿块型(图 17-8)　突然出现乳房的红、肿、热、痛,局部组织出现一些肿块。影像学检查所见与乳腺癌很难辨别,肿块多位于乳晕周围,呈扁平或小结节状。通过磁共振成像或穿刺活检,行病理学检查后可以诊断。

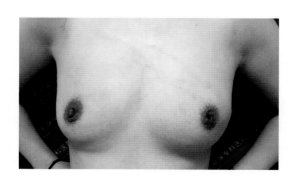

图 17-7　浆细胞性乳腺炎隐匿型

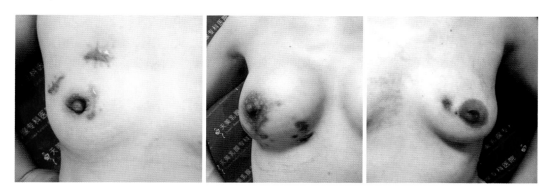

图 17-8　浆细胞性乳腺炎乳房肿块型

3. 慢性瘘管型（图 17-9）　在乳晕的旁边出现了一个破溃的小孔，脓液流尽后，渐渐愈合，一段时间后，又鼓起一个包，再慢慢破溃流脓，经久不愈，使患者失去治疗的信心。

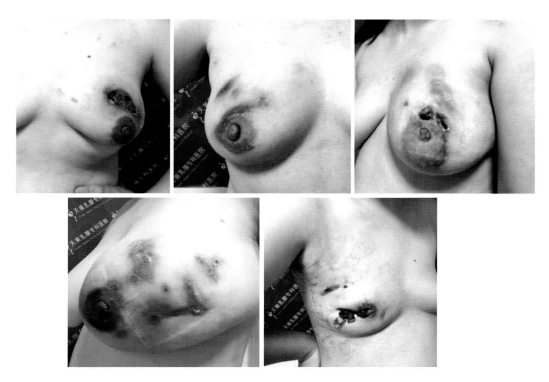

图 17-9　浆细胞性乳腺炎慢性瘘管型

第二节　适应证与禁忌证

对于浆细胞性乳腺炎，目前国内各协会和学会都颁布了最新版本的临床诊治指南。浆细胞性乳腺炎也称为非哺乳期性乳腺炎，很常见，但是治疗存在一定的困难。治疗方式有手术治疗、药物治疗及中医药治疗。在部分医院,大多数浆细胞性乳腺炎患者在手术治疗的同时结合中医药治疗,取得了较好的效果。手术成功的关键是翻转乳头,彻底清除病灶,清洁所有创面。手术的技术关键是保持外形完美,必须做乳头内翻的整形术。内镜下浆细胞性乳腺炎的治疗顺应了精准与微创技术的理念,在直视下操作,不仅提高了安全性,同时减少了创伤。

一、适应证

1. 隐匿型　以乳房胀痛、乳头溢液为主要表现。
2. 乳房肿块型　局部组织出现肿块,但无皮肤破溃。

二、禁忌证

使用内镜技术,通过小切口在直视下进行操作,避免了传统手术大切口对乳房外观的影响,但其应用有一定的选择性。

1. 慢性瘘管型　由于病程长,病情较重并且常伴破溃的小孔及脓液,这类患者往往病灶较大,不适合使用内镜技术治疗。
2. 乳房大面积溃烂者　临床上这类患者常伴有较大的破溃口,因此不适合使用内镜技术治疗。

第三节　术前准备

一、手术前准备

患者术前 12 h 禁食,6 h 禁饮。所有患者术前均应安排血常规、血生化、凝血功能、心电图、乳腺 B 超、泌乳素等常规检查,女性避开生理期,术前半年停止服用抗凝血药、免疫抑制药等药物,术前多角度拍照。术前详细了解患者需求及病史,排除心理及精神疾病。护士准备好内镜设备及所用器械,调试设备并核对患者信息。围手术期注意患者的心理护理,医师应该耐心与患者交流,向患者讲解手术过程、麻醉方式、手术安全性及术后护理注意事项,解答患者的疑问,为患者营造一个温馨、舒适的手术环境。

二、术前设计

患者取站立位或坐位,结合患者乳腺 B 超检查情况确定病灶位置及范围,用标记笔标记手术范围及手术切口位置(图 17-10)。

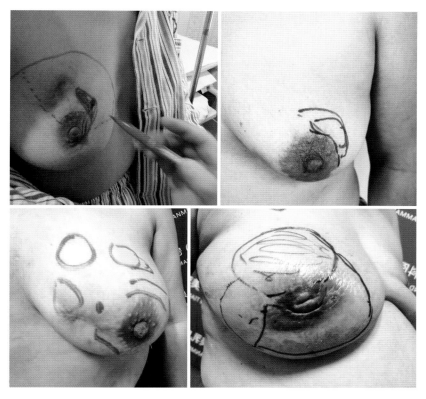

图 17-10　术前设计,标记手术切口及病灶范围

三、麻醉

采用全身麻醉。根据术前设计,患者取平卧位,双上肢外展 90°,麻醉后常规消毒、铺巾。配制肿胀液,均匀注射肿胀液(图 17-11),使皮肤剥离更方便。根据术前设计切开皮肤,完全剥离乳腺皮下脂肪组织、腺体组织及乳房后间隙,游离薄层皮瓣,沿预剥离线剥离至胸大肌外层,并向中央掀起,形成腔隙。

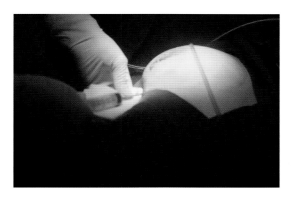

图 17-11　注射肿胀液

第四节　手术过程

1. 准备内镜乳房手术特殊器械(图 17-12)。

2. 用光导拉钩挑起乳腺,使腔隙有光源,乳腺间隙清晰可见,交替使用长柄细形电刀分离胸大肌上筋膜与腺体组织(图 17-13~图 17-15)。

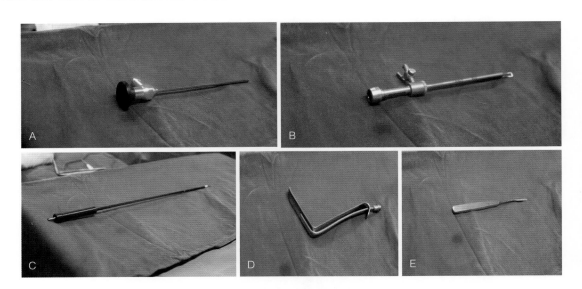

图 17-12   内镜乳房手术特殊器械

A.30°内镜；B.内镜鞘；C.腔隙剥离电钩；D.光导拉钩；E.乳腺剥离子

3. 放入内镜，在可视状态下使用超声刀分离皮下组织与乳腺，易于止血及避免破坏血管，内可见大量炎性病灶及浆液性液体渗出，在内镜下沿乳腺导管以 1∶100 清除多处导管病灶并止血。

4. 镜头连接好鞘套、光源，调整白平衡。3D 内镜进入乳房，移动位置，使显示器图像清晰。

5. 在内镜引导下确定病灶位置(图 17-16)，内镜与电钩向着乳腺导管病灶延伸的方向精准清除病灶，术者找到胸大肌上方后间隙层，沿胸大肌上方剥离，仔细检查活动出血点并电凝止血。分离时，顺胸大肌进入后，左手抓住乳腺提起乳房，右手握剥离器钝性撑开剥离层次，导入内镜后观察病灶切除范围是否足够，直至彻底清除病灶(图 17-17)。待病灶完全清除后，使用生理盐水和过氧化氢溶液反复冲洗。

6. 进行乳房内部腺体游离并重组。缝合时，准确对合皮肤，放置负压引流管，清洁伤口后用乙醇纱布包扎，术区乳房用弹性绷带加压包扎，常规应用抗生素 3~5 d，手术完毕。

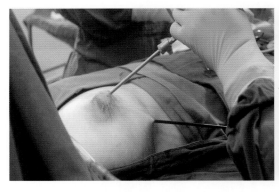

图 17-13   内镜进入乳腺筋膜剥离腔隙

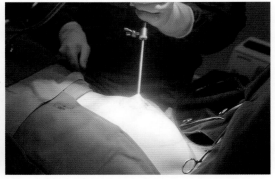

图 17-14   使用内镜在腔隙向上沿着乳腺导管寻找病灶

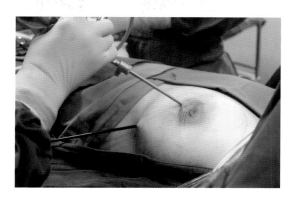

图 17-15 使用内镜在乳腺内全方位查找病灶

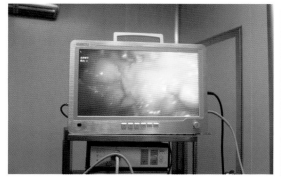

图 17-16 在内镜引导下确定病灶位置

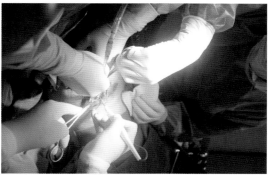

图 17-17 彻底清除病灶

第五节 手术注意事项

注意对乳头及乳晕区的保护,乳晕区皮肤较薄,皮下脂肪较少,容易造成该处分离的皮瓣过薄而破坏乳头的血供,引起乳头坏死,影响美观;避免超声刀大块钳夹导致局部温度过高,影响乳房血液循环,若局部温度较高,可用注射器注入生理盐水以迅速局部降温;对皮下脂肪较少的患者,可采用先经乳晕下方小切口切开皮肤,锐性分离乳晕下方及切断乳腺导管,可有效地保护乳房供血,保留乳房,并减轻皮肤切口瘢痕,满足术后乳房功能和提高美学效果。浆细胞性乳腺炎治疗的难点是复发,因此手术必须彻底清除病灶组织,内镜下不仅要清除腐烂组织,对边缘灰白色的组织也要全部清除(图 17-18)。

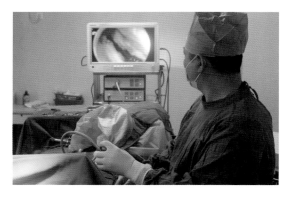

图 17-18 彻底清除病灶组织

第六节　术后护理

术后使用十字绷带加压包扎,注意观察固定绷带的压力是否合适,在患者能承受的范围内尽量包扎得紧一点,但不影响患者舒适度;观察有无松动、过紧的情况并及时调整。术后常规使用抗生素 3~5 d,注意保持引流管通畅及伤口清洁、干燥,术后高蛋白饮食,禁食辛辣及刺激性食物,术后第 7~9 日拆线。

第七节　手术并发症及处理

1. 伤口延迟愈合　对这部分患者,需要每日大换药,彻底消毒伤口,可辅助使用美宝湿润烧伤膏。

2. 积液　部分患者术后拔管后仍然有积液产生,对这部分患者,每日换药时使用注射器抽出积液,直至积液量小于 5 ml。

3. 乳头坏死　病灶范围大的患者,由于术中切除病灶过多,导致乳头缺血。对这部分患者,需要每日坚持换药,待乳头结痂。乳头坏死没有好的处理方法,主要是术中尽量保留乳头周围的血供,在进行乳头外翻整形时,不可缝合结扎过紧。

4. 复发　术后浆细胞性乳腺炎复发是内镜手术最严重的并发症,这类情况最好的处理方式是术后早发现并尽早进行再次手术。

第八节　出院后指导

1. 由于手术部位的瘢痕还处于恢复期,出院后患者可能会摸到硬块、感到有隐痛,甚至有麻木感,这是正常的现象,不必担心,慢慢等待瘢痕软化、恢复即可,一般需要 3~6 个月。

2. 因术中在寻找病灶和清除病灶、坏死组织的同时进行了健康腺体组织的重组,组合成了新的乳房,组织粘连不牢,内部修复慢,局部就会出现积液。出院后,如伤口有少量渗出或起水疱,可能为瘢痕没有完全恢复,可以涂龙珠软膏。如渗出量较多,使用中药口服 1~2 周即可恢复。术后积液为体寒、免疫力低下的表现,1~3 个月内为积液高峰期。另有远期积液,2~3 个月伤口周围或乳房的某一处出现局部软化,皮下似有液体,或深部出现一个肿块,不疼痛,不红肿,彩色多普勒超声检查无血流信号,可能为远期积液,是因为被切断的导管渗出乳汁或奶油样物质积聚而成的。如果表面可以摸到,在局部麻醉下,使用尖刀刺一小孔,放出液体即可。深部的大量积液可以在彩色多普勒超声引导下穿刺抽吸。

3. 术后如出现手术切口、乳头渗脓,切口愈合不良,多为术后脂肪液化。如为轻度,可自行换药,使用莫匹罗星软膏(百多邦)或重组牛碱性成纤维细胞生长因子外用凝胶(贝复新)等,口服中药 1~2 周可慢慢恢复,脂肪液化高峰期多为术后 15 d 至 1 个月。

4. 术后如出现手术部位周围淤紫、肿痛、渗出,多为术后血肿及血肿机化的表现,轻者可自行吸收,如不能自行吸收,可遵医嘱使用中药口服。

5. 由于非哺乳期乳腺炎患者 99% 以上都是寒性体质,所以出院后切记注意保暖,预防感冒。注意休息,不要熬夜,保证充足的睡眠特别重要;保持心情舒畅,拥有积极、乐观的心态对身体康复是大有裨益的,可预防术后积液、脂肪液化的发生,同时也可预防对侧乳房疾病的发生。寒症、虚症特别严重者,建议出院后口服中药 1~3 个月,改善寒虚型体质,提高免疫力。

6. 术后 3 个月饮食指导

(1)不建议使用任何补品,保证每日 4 个鸡蛋白、牛奶,高蛋白食物可增强机体免疫力。

(2)少吃生冷、寒凉的瓜果,多吃蔬菜,不吸烟,不饮酒,不吃辛辣及刺激性食物,不吃煎炸、火锅、烧烤、热性食物(辣椒、花椒、胡椒、桂圆、酒、茴香、八角等,火腿、腊肉、羊肉、狗肉、猫肉、鹿肉、鸽子肉等)。

(3)肉类:可吃猪肉、兔肉、鸭肉等。

(4)鱼类:虾、蟹等海鲜类为性寒食物,鲤鱼建议半年后再吃,其他鱼类可以正常吃。黑鱼(财鱼)对术后恢复好,可以多吃。

(5)豆制品:不吃黄豆和黄豆制品。

(6)菌类:不吃香菇及其他蘑菇。

(7)蔬菜:不吃香菜、韭菜、南瓜、香椿、竹笋、黄花菜,可以吃黄瓜、山药、包菜、西蓝花、西红柿、土豆、四季豆、玉米、胡萝卜、莴笋、芹菜等。

(8)水果:不吃桃子、杏、西瓜、榴莲、荔枝、龙眼,可以吃苹果、柚子、石榴、猕猴桃。其他水果适量食用。

(9)酒类:术后 3 个月可以饮少量红酒、白酒,半年以后可以饮少量啤酒,术后半年逐渐恢复正常饮食。

备注:服中药期间不吃绿豆和白萝卜。

7. 运动指导

(1)出院 1 个月后可以快走或慢跑,穿运动内衣或者无钢圈棉质透气内衣,以舒适为原则;3 个月后可以做适量的摆臂运动;半年后可以做扩胸运动、游泳。

(2)每日坚持适当的锻炼,增强体质,提高免疫力。

第九节　典型病例

典型病例一

【病例资料】　某患者,女性,35 岁。患者自述 2 周前无意中发现左乳较硬肿块,经外院穿刺活检诊断为浆细胞性乳腺炎。

【治疗】　经综合评估,给予内镜下浆细胞性乳腺炎根治术,术后 7 d 换药无异常(图 17-19)。

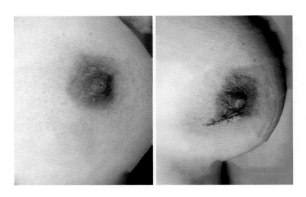

图 17-19　典型病例一

A. 术前；B. 术后 7 d

典型病例二

【病例资料】　某患者，女性，42 岁。患者半年前无意中发现左乳较硬肿块，诊断为浆细胞性乳腺炎。

【治疗】　经综合评估，给予内镜下浆细胞性乳腺炎根治术，术后 6 个月复查无异常（图 17-20）。

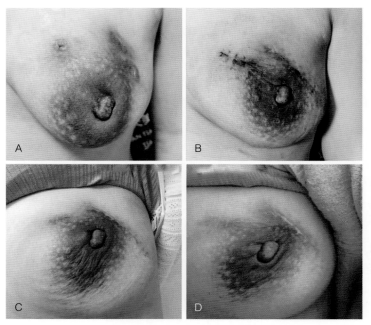

图 17-20　典型病例二

A. 术前；B. 术后 15 d；C. 术后 3 个月；D. 术后 6 个月

典型病例三

【病例资料】　某患者，女性，30 岁。患者 2 个月前无意中发现右乳较硬肿块，诊断为浆细胞性乳腺炎。

【治疗】　经综合评估，给予内镜下浆细胞性乳腺炎根治术，术后半个月复查无异常（图 17-21）。

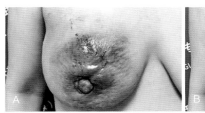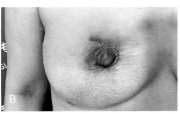

图 17-21　典型病例三
A. 术前；B. 术后半个月

典型病例四

【病例资料】　某患者，女性，45 岁。患者 8 个月前无意中发现右乳较硬肿块，诊断为浆细胞性乳腺炎。

【治疗】　经综合评估，给予内镜下浆细胞性乳腺炎根治术，术后 1 个月复查无异常（图 17-22）。

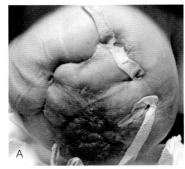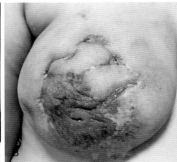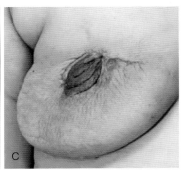

图 17-22　典型病例四
A. 入院时；B. 中药治疗后 1 周；C. 术后 1 个月

典型病例五

【病例资料】　某患者，女性，33 岁。患者 4 个月前无意中发现左乳较硬肿块，诊断为浆细胞性乳腺炎。

【治疗】　经综合评估，给予内镜下浆细胞性乳腺炎根治术，术后 1 个半月复查无异常（图 17-23）。

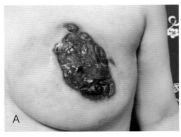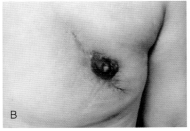

图 17-23　典型病例五
A. 术前；B. 术后 1 个半月

典型病例六

【病例资料】 某患者,女性,44 岁。患者自述 1 个月前无意中发现右乳较硬肿块,诊断为浆细胞性乳腺炎。

【治疗】 经综合评估,给予内镜下浆细胞性乳腺炎根治术,术后 1 年复查无异常(图 17-24)。

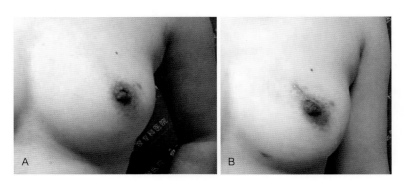

图 17-24   典型病例六
A. 术前;B. 术后 1 年

典型病例七

【病例资料】 某患者,女性,42 岁。患者半个月前无意中发现右乳较硬肿块,诊断为浆细胞性乳腺炎。

【治疗】 经综合评估,给予内镜下浆细胞性乳腺炎根治术,术后 1 年半复查无异常(图 17-25)。

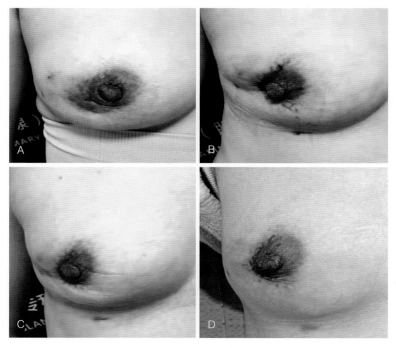

图 17-25   典型病例七
A. 术前;B. 术后 1 个月;C. 术后半年;D. 术后 1 年半

典型病例八

【病例资料】 某患者,女性,38 岁。患者 20 d 前无意中发现右乳较硬肿块,诊断为浆细胞性乳腺炎。

【治疗】 经综合评估,给予内镜下浆细胞性乳腺炎根治术,术后 15 d 复查无异常(图 17-26)。

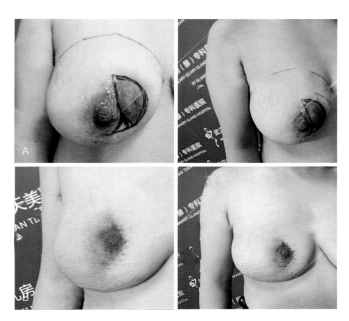

图 17-26 典型病例八
A. 术前;B 术后 15 d

典型病例九

【病例资料】 某患者,女性,28 岁。患者发现右乳较硬肿块流脓,诊断为浆细胞性乳腺炎。

【治疗】 给予内镜下浆细胞性乳腺炎根治术,术后 1 年复查无异常(图 17-27)。

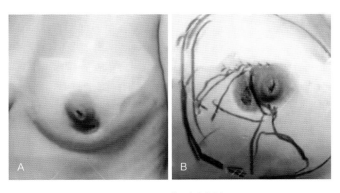

图 17-27 典型病例九
A、B. 术前;C. 术后第 2 日;D. 术后 1 年

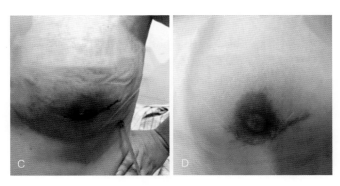

图 17-27（续）

典型病例十

【病例资料】 某患者，女性，31 岁。患者自述发现右乳较硬肿块，诊断为浆细胞性乳腺炎。

【治疗】 给予内镜下浆细胞性乳腺炎根治术，术后 1 个月复查无异常（图 17-28）。

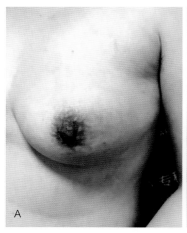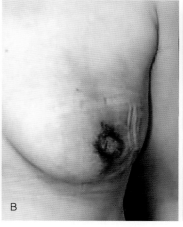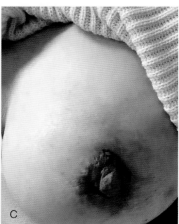

图 17-28　典型病例十

A. 术前；B. 术后第 5 日；C. 术后 1 个月

第十八章

内镜肉芽肿性乳腺炎根治术

肉芽肿性乳腺炎（granulomatous mastitis，GM）又称为特发性肉芽肿性乳腺炎，1972 年由 Kessler 首次报道，是一类以肉芽肿为主要病理特征的乳腺慢性炎症，包括多个临床病种，其中一种较为多见，病因不明，肉芽肿性炎症以乳腺小叶为中心，故称为肉芽肿性小叶性乳腺炎。目前临床上对肉芽肿性乳腺炎的病因、最佳治疗方案有较大的争议。

第一节　疾病特征

一、病因

迄今为止，肉芽肿性乳腺炎的病因尚未明确，但其发病的相关因素已有较多研究。一般认为，肉芽肿性乳腺炎属于自身免疫性疾病，与患者服用避孕药有关。

1. 自身免疫性疾病，由乳汁所引起的局部免疫现象及局部超敏反应，非细菌感染，与口服避孕药的服用有关。也可能为感染、创伤、化学刺激引起炎症，毁坏导管上皮，腔内容物进入小叶间质，引起肉芽肿反应，并进一步破坏小叶结构。本病好发于生育年龄已婚经产的妇女。

2. 可能由于导管内的乳汁、分泌物及角化上皮逆向外溢于小叶间质内，引起局部的炎症反应及超敏反应，导致肉芽组织的形成。

3. 病变中可见微脓肿、上皮样巨噬细胞及异物肉芽肿形成，认为本病的发生为局部感染、创伤及化学物质引起炎症，因炎性损伤导致导管上皮破坏，管腔内容物进入小叶间质，引起肉芽肿性炎症。

二、发病机制

目前对肉芽肿性乳腺炎具体的发病机制虽无统一的认识，但是综合各种学说可以发现,异常激素,如避孕药含有的雌激素可刺激乳腺导管的发育;孕激素可刺激乳腺小叶腺泡的发育;泌乳素能促进乳汁分泌高水平的泌乳素,引起乳汁分泌至腺泡,不能使乳汁从乳腺小叶排入输乳管,从而引起乳汁在小叶内淤积,使脂质类物质分解的产物在小叶局部发生超敏反应和免疫反应,形成小叶性肉芽肿。

三、病理

以小叶为中心的肉芽肿性炎症、微脓肿形成和非干酪样坏死,是多种肉芽肿性乳腺炎的一种。

1. 大体检查 大小不等的肿块,没有包膜,有的切面呈实性,色灰白,质硬,发污。散在烂肉馅状的坏死病灶,多发大小不等的脓肿,米汤样或黄白色稠脓,总之病变表现多种多样。

2. 光镜观察 镜下可见病变以乳腺小叶为中心呈多灶性分布,小叶的末梢导管或腺泡大部分消失,并常见嗜中性粒细胞灶(即微脓肿)。偶见小灶性坏死,但无干酪样坏死。低倍镜观察乳腺小叶有多数肉芽肿,有的相互融合。高倍镜观察有异物型多核巨细胞、上皮样细胞、嗜酸性粒细胞、中性粒细胞、淋巴细胞等构成肉芽肿病灶。抗酸染色未见结核分枝杆菌,PAS霉菌染色阴性,镜下所见为乳腺组织慢性炎,肉芽肿散在或大片坏死性融合,可见多核巨细胞反应、淋巴细胞及单核细胞浸润,部分可见嗜酸性粒细胞浸润,多伴有脓肿形成(图18-1、图18-2)。

四、临床表现

本病的临床表现主要是局部出现肿块,可能有疼痛或没有疼痛,但是肿块发展很快,由周围向乳晕区蔓延,然后再跨过乳晕区向对侧蔓延。表面皮肤逐渐出现红、肿或受到粘连,发展到一定程度就会形成局部脓肿。但是在发展过程中,本病虽然是一种炎症,却很少有寒战、高热的表现,白细胞计数往往也不会明显升高,有一部分患者会出现下肢红斑和疼痛。

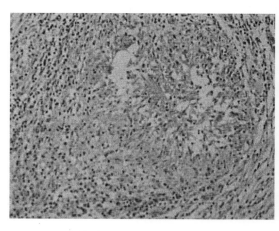 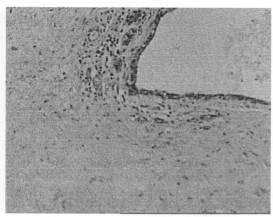

图18-1 肉芽肿性乳腺炎光镜下见部分导管扩张　　图18-2 肉芽肿性乳腺炎光镜下见周围少量淋巴细胞、浆细胞浸润

根据病程,肉芽肿性乳腺炎可分为4期。

1. 肿块期(图18-3) 突然出现乳房的红、肿、热、痛,局部组织出现一些肿块。肿块多位于乳头周围,通过磁共振成像或穿刺活检,经病理学检查后可以诊断。

2. 急性化脓期(图18-4) 局部皮肤红、肿、热、痛,硬结明显,触痛加重,患者可出现寒战、高热、头痛、无力、脉快等全身中毒症状。

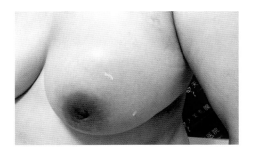

图 18-3 肉芽肿性乳腺炎肿块期

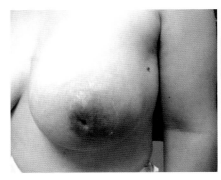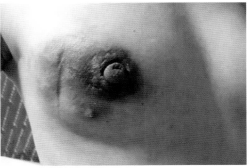

图 18-4 肉芽肿性乳腺炎急性化脓期

3. 破溃期(图18-5) 此时肿块有波动感,表浅的脓肿波动相对明显。脓肿可以向外破溃,也可以向内破溃穿入乳腺导管,自乳头排出脓液。

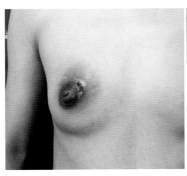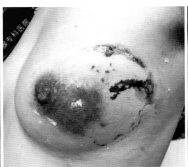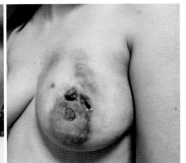

图 18-5 肉芽肿性乳腺炎破溃期

4. 慢性炎症期(图18-6) 反复发作后,乳房肿块可缩小成硬结状,出现1个或数个边界不清的硬结,此肿块多数位于乳头周围,质地坚实,与周围组织有一定固着性,并与乳腺局部的皮肤粘连,呈橘皮样改变。也可见乳头回缩或乳头朝向发生改变,重者乳房变形。

肉芽肿性乳腺炎虽然少见,但是随着环境污染的加重、生活和饮食习惯的改变、精神压力的增加、哺乳障碍以及激素滥用等,肉芽肿性乳腺炎的发病率在逐年增加。由于肉芽肿性乳腺炎临床表现多样,缺乏特异性,诊治困难,应引起人们足够的重视。凡遇育龄期女性,突然出现增长迅速的乳房肿块,应考虑肉芽肿性乳腺炎的可能,B超及粗针穿刺病理学检查有助于明确诊断。

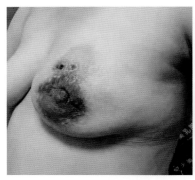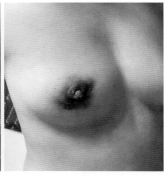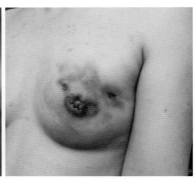

图 18-6　肉芽肿性乳腺炎慢性炎症期

五、诊断

1. 本病患者平均年龄为 30 岁,病程较短,均在 5 个月以内。

2. 主要表现为乳腺肿块、疼痛、质地较硬、形态不规则、与正常组织界限不清,也可有同侧腋淋巴结肿大。发病突然或肿块突然增大,几天后皮肤发红形成小脓肿,破溃后脓液不多,久不愈合,红肿破溃此起彼伏。

3. 初起肿块期酷似乳腺癌,易造成误诊、误治。有人贸然行乳腺癌根治术,应当台上冰冻或耐心等待石蜡切片结果。本病还须与乳腺结核、乳房脂肪坏死等相鉴别。

4. 当有红、肿、化脓时,可能误诊为浆细胞性乳腺炎、导管扩张症、乳腺结核,或一般细菌性脓肿,错误地进行切开引流。

六、治疗

肉芽肿性乳腺炎本身是无菌性炎症,抗生素治疗无效,在白细胞计数升高、发热,考虑合并细菌感染时,可以加用抗生素治疗。虽然本病属于良性疾病,但有非常强的侵袭性和复发性,侵犯皮肤,乳房外形损毁严重,早期手术效果好,可以保证乳房的外形。不同的分型,治疗方法不同。

(1)肿块型:适用于激素治疗,待肿块变小后手术治疗。

(2)脓肿型:需要切开引流,待炎症好转后手术治疗。

(3)窦道型:需要手术治疗。

第二节　适应证、禁忌证与治疗方案

一、适应证

1. 隐匿型　以乳房胀痛、乳头溢液为主要表现。
2. 乳房肿块型　局部组织出现一些肿块,但无皮肤破溃。

二、禁忌证

1. 破溃型　脓肿破溃或切开引流后,以窦道或渗液为主要表现,特别是皮肤多个溃口或皮肤缺损严重者。
2. 多型并存型　肿块、脓肿、破溃(溃疡、窦道)多种形态并存,病灶广泛,交错复杂,这种类型往往病情比较严重。

三、治疗方案

肉芽肿性乳腺炎至今在国际和国内都未形成一个规范化的治疗方案。现在比较公认的有激素治疗、应用免疫抑制药、手术治疗、中医药治疗。

1. 激素治疗　起效非常迅速,效果也非常好,但是需要长期使用激素,所以副作用非常大,而且一旦停药,很快复发,复发以后病情可能进一步加重。所以激素治疗,特别是单纯激素治疗的复发率是非常高的。
2. 应用免疫抑制药　免疫抑制药很少单独应用,一般都是与激素治疗联合应用的。
3. 手术治疗　单纯的脓肿切开治疗复发率非常高,达40%左右。所以在手术治疗时,要彻底清除病灶,同时进行一期乳腺整形手术和乳头、乳晕再造手术,这样能够达到比较良好的效果。
4. 中医药治疗　常用于配合手术治疗,能够在手术期调整身体的状态。

肉芽肿性乳腺炎虽然命名时是一种炎症,但是因为在切除的组织及脓液中并未发现病原菌,所以应用抗生素治疗不仅缺乏指征,而且效果欠佳。近年来,随着内镜在临床科室的普及,内镜下浆细胞性乳腺炎的治疗顺应了精准与微创技术的理念,在直视下操作,不仅提高了安全性,同时减少了创伤。

第三节　术前准备

1. 患者术前12 h禁食,6 h禁饮。
2. 所有患者术前均安排血常规、血生化、凝血功能、心电图、乳腺B超、泌乳素等常规检查。

3. 女性避开生理期,术前半年停止服用抗凝血药、免疫抑制药等药物。

4. 术前多角度拍照。术前详细了解患者需求及病史,排除心理及精神疾病。

5. 护士准备好内镜设备(图 18-7)及所用器械,调试设备,并核对患者信息。

6. 围手术期注意患者的心理护理,部分患者或面临不同家庭关系问题,或术前存在焦虑、失眠、紧张等心理问题,医师应该耐心与其交流,向患者讲解手术过程、麻醉方式、手术安全性及术后护理的注意事项,解答患者的疑问,为患者营造一个温馨、舒适的手术环境。

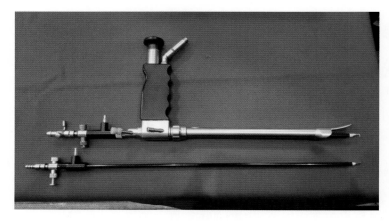

图 18-7 内镜设备

第四节 手术过程

一、术前设计

患者取站立位或坐位。结合患者 B 超及乳腺检查情况确定病灶位置及范围,用标记笔标记手术范围及手术切口位置(图 18-8)。

二、手术步骤

全身麻醉后,沿设计切口切开皮肤和皮下组织,用组织剪在皮下及乳房筋膜层钝性分离出腔隙,插入剥离子钝性分离,然后再插入内镜,在内镜直视下清除病灶组织,并沿乳腺导管清除疑似病灶组织(图 18-9),对于腐败组织,可配合吸引器吸除。用过氧化氢溶液及生理盐水各冲洗 2 遍后,对剩余乳腺组织进行整合,尽量保持良好的外观,对乳头进行外翻整形,内镜下检查有无活动性出血并止血,使用可吸收线分层缝合切口。术毕使用胸部多头腹带加压包扎。

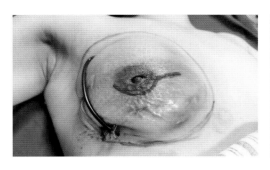

图 18-8 术前设计

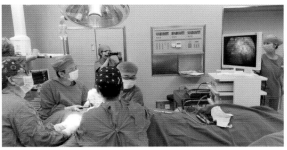

图 18-9 内镜直视下清除病灶组织

第五节 手术注意事项

肉芽肿性乳腺炎治疗的难点是复发,因此手术必须彻底清除病灶组织,内镜下不仅要清除腐烂组织,对边缘灰白色组织也要全部清除。

第六节 手术并发症及处理

1. 伤口延迟愈合 这部分患者需要每日大换药,彻底消毒伤口,可辅助使用细胞生长因子等。

2. 积液 部分患者术后拔管后仍然有积液产生,对这部分患者,每日换药时使用注射器抽出积液,直至积液量小于 5 ml。

3. 乳头处理 病灶范围大的患者,由于术中切除病灶过多,导致乳头缺血,对这部分患者,需要每日坚持换药,待乳头结痂。如果乳头坏死,没有好的处理方法,主要是术中尽量保留乳头周围的血供,在进行乳头外翻整形时,不可缝合结扎过紧。

第七节 术后护理

术后使用十字绷带加压包扎,注意观察固定绷带压力是否合适,在患者能承受范围内尽量包扎得紧一点,但不影响患者舒适度;观察有无松动、过紧的情况,并及时调整。术后常规使用抗生素 5~7 d,注意保持引流管通畅及伤口清洁、干燥,术后高蛋白饮食,禁食辛辣及刺激性食物,术后第 7~9 日拆线。

第八节 典型病例

典型病例一
【病例资料】 某患者,女性,30 岁。患者 2 个月前无意中发现左乳较硬肿块。经外院穿刺,行活体组织检查诊断为肉芽肿性小叶性乳腺炎。

　　【治疗方案】　经综合评估,给予内镜肉芽肿性小叶性乳腺炎根治术,术后 15 d 换药无异常(图 18-10)。

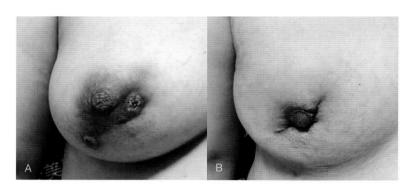

图 18-10　典型病例一
A. 术前;B. 术后 15 d

　　典型病例二

　　【病例资料】　某患者,女性,37 岁。患者 3 个月前无意中发现左乳较硬肿块。经外院穿刺,行活体组织检查诊断为肉芽肿性小叶性乳腺炎。

　　【治疗方案】　经综合评估,给予内镜肉芽肿性小叶性乳腺炎根治术,术后半年复查无异常(图 18-11)。

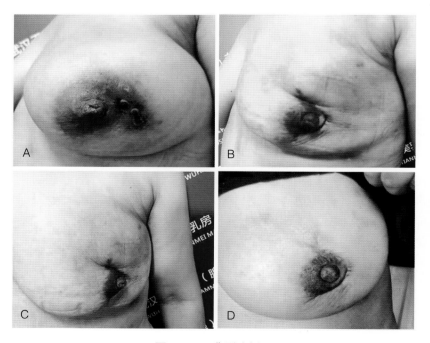

图 18-11　典型病例二
A. 术前;B、C. 术后 1 个月;D. 术后 3 个半月

典型病例三

【病例资料】　某患者,女性,43 岁。患者 1 个月前无意中前发现左乳较硬肿块。穿刺,行活体组织检查诊断为肉芽肿性小叶性乳腺炎。

【治疗方案】　经综合评估,给予内镜肉芽肿性小叶性乳腺炎根治术(图 18-12)。

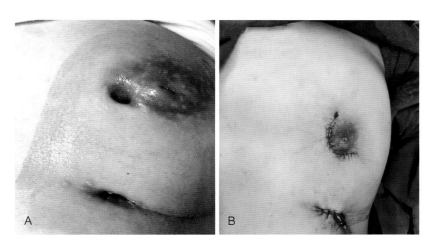

图 18-12　典型病例三
A. 术前;B. 术后即刻

典型病例四

【病例资料】　某患者,女性,40 岁。患者 2 个月前发现左乳较硬肿块。穿刺,行活体组织检查诊断为肉芽肿性小叶性乳腺炎。

【治疗方案】　经综合评估,给予内镜肉芽肿性小叶性乳腺炎根治术,术后 8 d 换药无异常(图 18-13)。

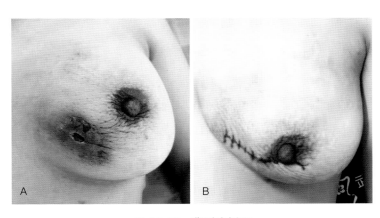

图 18-13　典型病例四
A. 术前;B. 术后 8 d

第十九章

内镜男性乳腺增生根治术

男性乳腺增生又称为男性乳腺发育(gynaecomastia),是指男子在青春期或成年以后单侧或双侧乳房增大,乳晕下出现扁圆形肿块,甚或呈现女性型乳房,伴有胀痛的病症。临床亦称为男性乳房肥大症。本病可发生于青春期及成年以后,但以中年和老年者为多。随着青春期年龄的提前,临床亦见到 10 岁左右的儿童患者。本病属于良性乳腺间质和导管增生,以男子乳腺组织异常增大,呈现类似女性乳房,伴有胀痛为主要临床特征。

第一节 病因与病理

一、病因

1. 生理性
(1)新生儿乳房发育:主要是由于母体促性腺激素刺激,导致乳腺发育。
(2)青春期乳房发育:具体病因尚未明确,可能与生长激素有关。
(3)老年人乳房发育:老年人睾酮在外周组织可转化为雌激素。
2. 病理性
(1)雌激素过多:尤其是雌激素与雄激素比例改变。①肿瘤:女性化肾上腺瘤、睾丸肿瘤、肺癌、异位促性腺素综合征。②先天性疾病:真两性畸形、肾上腺性征综合征、睾丸女性化。③外周组织裂解酶作用的底物增多:肾上腺疾病、肝病、甲状腺功能亢进、外周裂解酶绝对增多。
(2)睾酮及其代谢物生成或作用异常:①雄激素抗药。②睾酮生成减少,如无睾症、睾丸疾病、睾酮合成障碍、先天性睾丸发育不全。
(3)药物:可导致男性乳腺发育。①影响睾酮合成或作用的药物:赛泼妥龙、西咪替丁(甲氰咪胍)、螺内酯。②具雌激素样作用的药物:雌激素、洋地黄、二醋吗啡。③刺激雌激素生成的药物:促性腺激素。④抑制催乳素释放抑制因子(PIF)促使泌乳素增高的药物:吩噻嗪类、镇静药、利血平、甲基多巴。⑤部分抗肿瘤药和抗生素(机制不明)。

(4)特发性男子乳房发育:可能是乳腺对内源性性激素敏感性增高。

二、病理

扩张的导管上皮细胞呈乳头状增生,突入管腔内,脂肪及纤维间质增生,间质内血管增多,纤维组织增生活跃,并见玻璃样变,但并不见腺小叶。病理可分为三期。①早期(或活跃期):病程在 4 个月内,乳腺导管、血管以增生为主,血管扩张,有少量淋巴细胞及单核细胞浸润;②中期(或稳定期):病程在 1 年以内,增生不如早期活跃,开始纤维化;③晚期(或静止期):病程在 1 年以上,乳腺导管周围可见大量致密胶原纤维,致密间质高度透明变性,又可见轻度或中度的上皮细胞增生。

第二节　适应证与禁忌证

一、适应证

内镜男性乳腺增生根治术适合于乳房过大(图 19-1)及药物治疗无效者。

非青春期男性有此症状时,应先查明原因,采取抗雌激素治疗等手段及早干预,如果经保守治疗效果不佳或仍有复发时,应通过微创的手术方法切除增生的腺体,改善局部症状。但如果患者本身还存在垂体或睾丸等其他器质性病变时,应同时给予诊断和治疗。

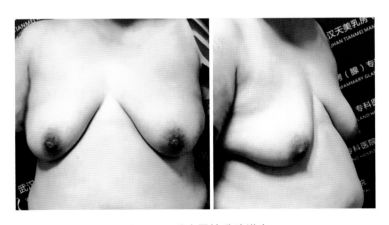

图 19-1　重度男性乳腺增生

二、禁忌证

1. 青春期男性乳腺增生者　发生率占本病的 60%~70%,往往乳晕后有 2~3 cm 的块状物,质韧,活动,自觉疼痛,或对衣物等接触敏感,可单侧或双侧发生,常可在 2 年内自行消失。

2. 乳腺癌或其他肿瘤患者。

第三节   术前准备

1. 患者术前 12 h 禁食,6 h 禁饮。
2. 所有患者术前均应安排血常规、血生化、凝血功能、心电图、乳腺 B 超等常规检查。
3. 术前多角度拍照。详细了解患者的需求及病史,排除心理和精神疾病。
4. 护士准备好内镜设备及所用器械,调试设备,并核对患者信息。
5. 围手术期注意患者的心理护理,向患者讲解手术过程、麻醉方式、手术安全性及术后护理注意事项,解答患者的疑问,为患者营造一个温馨、舒适的手术环境。

第四节   手术过程

1. 麻醉方式   采用气管插管全身麻醉,皮下脂肪层和腺体后间隙采用局部肿胀麻醉(生理盐水 + 利多卡因 + 肾上腺素),切口采用局部浸润麻醉。
2. 切口方式   采用乳晕切口,切口长度为 1~2 cm。
3. 手术设计   根据患者术前彩色多普勒超声和钼靶情况,标记出腺体和肥大范围。
4. 手术操作   将肿胀液用注水针注射到皮下及乳腺筋膜层,10 min 后,按设计切口切开,插入内镜装备及专用抽吸装备,在内镜直视下吸出腺体前方的脂肪,然后用组织剪在皮下分段剪切腺体至设计处,最后将腺体全部吸出。修整边缘阶梯状组织,使之与周围健康组织过渡自然。生理盐水冲洗后,用可吸收线缝合切口。术毕胸部使用多头腹带加压包扎(图 19-2、图 19-3)。

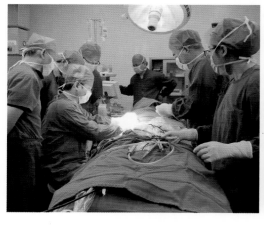

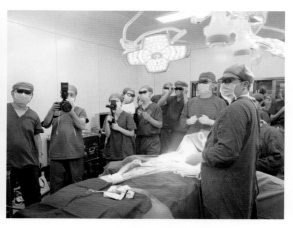

图 19-2   手术设计演示   图 19-3   3D 数字化内镜手术演示

第五节　手术注意事项

1. 术前完善相关检查,如血常规、止血和凝血功能、乳腺彩色多普勒超声等。
2. 如患者有药物过敏、高血压、心脏病、糖尿病、哮喘等基础疾病,需提前告知医师。
3. 术前正常饮食,心情放松,并携带至少一名家属陪同。
4. 术后切除的肿块标本需送病理科检查。
5. 出院后需注意休息,避免劳累及剧烈活动,防止切口裂开及血肿形成,清淡饮食,忌辛辣及油腻食物。
6. 术后随着麻醉药代谢完全,以及手术的创伤,会出现切口疼痛,但不会很剧烈,一般疼痛在术后 3 d 逐渐消退。
7. 术后口服消炎药 3~5 d,7 d 后拆线。微创手术切口小,一般换 1~2 次药后切口即可愈合,如切口干燥,无红肿,无渗出,说明切口愈合良好,如切口红、肿,有脓液渗出,或者切口裂开,说明切口感染,需要及时就诊,处理感染切口。
8. 切口愈合后,患者会自觉原肿块处较硬或者增厚,为术后瘢痕增生,瘢痕不仅限于看得见的切口表面,看不见的切口内部的原肿块切除部位也是存在瘢痕的,所以会触之较硬,但随着时间延长,瘢痕自我修复后会逐渐好转。
9. 微创手术由于术后仅靠绷带压迫止血,可能会有血肿形成,血肿会在术后 3~6 个月慢慢吸收,逐渐缩小,不必过分紧张。

第六节　手术并发症及处理

1. 术后血肿　小的血肿每日换药,用注射器抽出积血后加压包扎。较小的血肿会在术后 1~3 个月慢慢吸收,逐渐缩小。有活动性出血者,应该及时返回手术室,开放切口,清理血肿及止血后,加压包扎。
2. 乳头及乳晕感觉障碍　术后给予营养神经等对症治疗,感觉功能会慢慢恢复。
3. 乳房外形不平整　术后边缘阶梯状组织与周围健康组织过渡不自然,嘱患者术后 3 个月后加强胸部锻炼,如长期坚持,乳房外形会有较大改变。较明显的患者,如不能接受,可再次手术治疗。

第七节　术后护理

术后常规止血、抗感染治疗 3~5 d,术后 7 d 拆线。术后第 2 日换药,同时换压力塑身衣,术后 1 个月禁止从事体力劳动,术后 3 个月可恢复正常活动。

第八节　典型病例

典型病例一

【病例资料】　某患者,男性,25 岁。患者自述青春期双乳开始发育,经外院检查排除病理性疾病。

【治疗方案】　经综合评估,给予内镜男性乳腺增生微孔根治术,术后 3 个月复查无异常(图 19-4)。

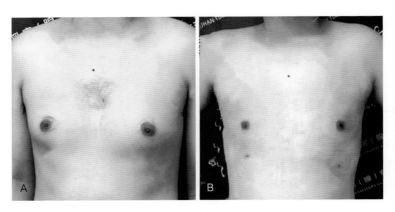

图 19-4　典型病例一
A. 术前;B. 术后 3 个月

典型病例二

【病例资料】　某患者,男性,29 岁。患者自述青春期双乳开始发育。

【治疗方案】　通过检查,排除病理性疾病,经综合评估,给予内镜男性乳腺增生微孔根治术,术后半年复查无异常(图 19-5)。

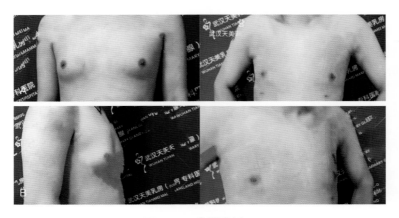

图 19-5　典型病例二
A. 术前;B. 术后半年

典型病例三

【病例资料】 某患者,男性,30 岁。患者自述青春期双乳开始发育。

【治疗方案】 通过检查,排除病理性疾病。经综合评估,给予内镜男性乳腺发育微孔根治术,术后 1 年复查无异常(图 19-6)。

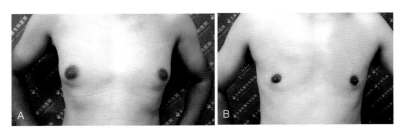

图 19-6 典型病例三

A. 术前;B. 术后 1 年

典型病例四

【病例资料】 某患者,男性,21 岁。患者自述青春期双乳开始发育。

【治疗方案】 通过检查,排除病理性疾病。经综合评估,给予内镜男性乳腺发育微孔根治术,术后 2 年复查无异常(图 19-7)。

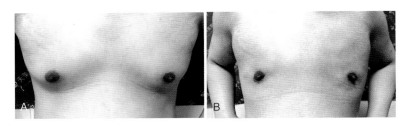

图 19-7 典型病例四

A. 术前;B. 术后 2 年

典型病例五

【病例资料】 某患者,男性,34 岁。患者自述青春期双乳开始发育。

【治疗方案】 通过检查,排除病理性疾病。经综合评估,给予内镜男性乳腺发育微孔根治术,术后 1 年复查无异常(图 19-8)。

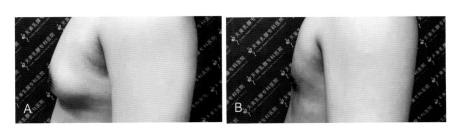

图 19-8 典型病例五

A. 术前;B. 术后 1 年

典型病例六

【病例资料】　某患者,男性,23 岁。患者自述青春期双乳开始发育。

【治疗方案】　通过检查,排除病理性疾病。经综合评估,给予内镜男性乳腺发育微孔根治术,术后 2 年复查无异常(图 19-9)。

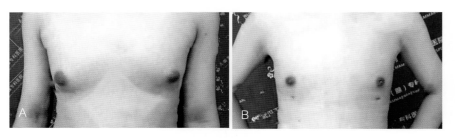

图 19-9　典型病例六
A. 术前;B. 术后 2 年

典型病例七

【病例资料】　某患者,男性,22 岁。患者自述青春期双乳开始发育。

【治疗方案】　通过检查,排除病理性疾病。经综合评估,给予内镜男性乳腺发育微孔根治术,术后 1 年复查无异常(图 19-10)。

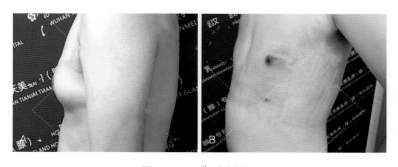

图 19-10　典型病例七
A. 术前;B. 术后 1 年

第二十章

3D 内镜设备的清洗与保养

第一节　3D 内镜设备的清洗

一、内镜设备的清洗技巧

　　3D 内镜是一种贵重、精细、脆弱的诊断和治疗设备,重复使用易造成交叉感染,不能承受高温、高压、高酸碱化学药物方法的清洁。为了避免因内镜清洗不彻底而造成的交叉感染及医疗纠纷,必须高度重视 3D 内镜的清洗操作质量。3D 内镜直接进入人体,使用前及使用后应彻底清洗与消毒。如没有足够的时间进行必要的消毒,可能导致患者之间的交叉感染。实际上,彻底的消毒除了须遵守清洗及消毒制度外,还取决于医务人员的责任心,每例检查结束后均应做彻底的清洗与消毒。一般采用"三槽法",即先用清水或洗涤液予以清洗,然后用消毒液浸泡消毒,最后用流动的清水冲洗残留的消毒液。如用桶作为容器进行清洗,很难做到彻底清洁。

　　3D 内镜的清洗及消毒应当与内镜的诊疗工作分开进行。设立单独的清洗消毒室和内镜诊疗室,清洗消毒室应当保证通风良好。不同部位的诊疗工作应当分室进行;上消化道、下消化道 3D 内镜的诊疗工作不能分室进行的,应分时间段进行;不同部位 3D 内镜的清洗及消毒工作的设备应当分开。灭菌 3D 内镜的诊疗应在达到手术标准的区域内进行,并按照手术区域的要求进行管理。工作人员在清洗及消毒内镜时,应穿戴必要的防护用品,包括工作服、防渗透围裙、口罩、帽子、手套等。3D 内镜使用后应立即用湿纱布擦去外表面污物,并反复送气与送水至少 10 s,取下内镜并装好防水盖,置于合适的容器中送清洗消毒室。

　　1. 光源线的保养(图 20-1)　用适合的软布擦拭光源线,清洁及收藏过程中禁折叠,并对光源线进行定期检测。

　　2. 内镜线的保养　不使用时,用干净湿纱布擦拭干净,盘圈收藏于干燥环境(图 20-2)。在手术台使用时,套仪器防菌隔离套(图 20-3)。

3. 注水针的清洗与保养　首先用流动水从上至下冲洗,并用软毛刷刷洗针身(图20-4);其次使用多酶清洗液浸泡 2~5 min;再次用高压水枪冲洗针管;最后注水针洗净后用干布擦干(图20-5)。

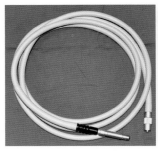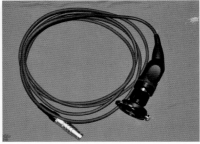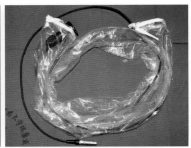

图 20-1　光源线的保养　图 20-2　内镜线盘圈收藏于干燥环境　图 20-3　内镜线套仪器防菌隔离套

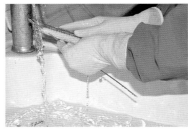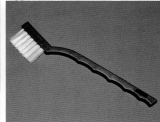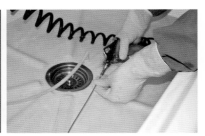

图 20-4　注水针的清洗　　　　　　　　　图 20-5　注水针的保养

4. 电钩的清洗与保养　首先使用流动水从上至下冲洗,并用软毛刷刷洗电钩(图20-6);其次使用多酶清洗液浸泡 2~5 min;再次用高压水枪冲洗;最后洗净后用干布擦干电钩(图20-7)。

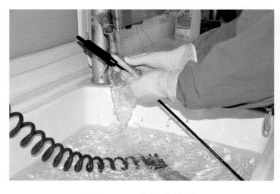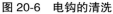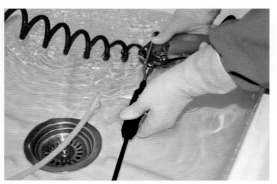

图 20-6　电钩的清洗　　　　　　　　　　图 20-7　电钩的保养

5. 电钩线的清洗与保养　用适合的软布擦拭电钩线,在清洁及收藏过程中禁折叠,对电钩线进行定期检测(图20-8)。

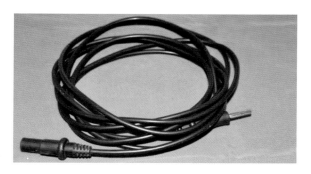

图 20-8　电钩线的清洗与保养

6. U 形剥离子的清洗与保养　首先用流动水自上而下冲洗 U 形剥离子,并用软毛刷刷干净;其次使用多酶清洗液浸泡 2~5 min;再次使用流动水冲洗;最后用干布擦干(图 20-9)。

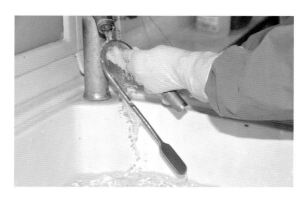

图 20-9　U 形剥离子的清洗与保养

7. 钳子的清洗与保养　首先使用流动水从上至下冲洗,并用软毛刷刷洗钳子(图 20-10);其次使用多酶清洗液浸泡 2~5 min;再次用高压水枪冲洗管腔;最后洗净后用干布擦干(图 20-11)。

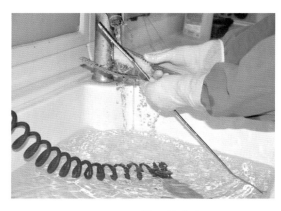
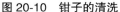

图 20-10　钳子的清洗

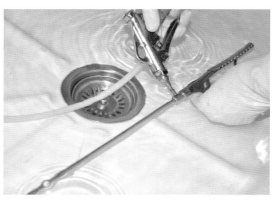

图 20-11　钳子的保养

8. 光导拉钩的清洗与保养　首先用流动水自上而下冲洗,并用软毛刷轻刷光导拉钩(图20-12)。其次使用多酶清洗液浸泡 2~5 min;再次用高压水枪冲洗管腔(图20-13);最后使用干布擦干(图20-14)。

9. 阴道拉钩的清洗与保养　首先使用流动水冲洗(图20-15);其次将拉钩放入多酶清洗液浸泡 2~5 min;再次用流动水冲洗;最后用干布擦干拉钩。

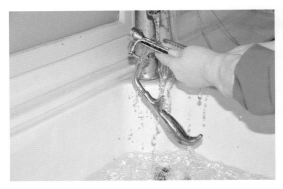

图 20-12　光导拉钩的清洗

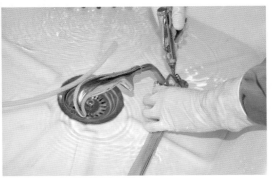

图 20-13　使用高压水枪冲洗管腔

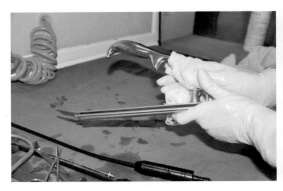

图 20-14　使用干布擦干

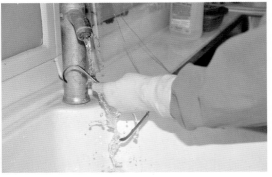

图 20-15　阴道拉钩的清洗与保养

10. 大、小甲状腺拉钩的清洗与保养　首先使用流动水冲洗(图20-16);其次将拉钩放入多酶清洗液浸泡 2~5 min;再次用流动水冲洗;最后使用干布擦干拉钩。

11. 镜头拉钩的清洗与保养　首先使用流动水冲洗(图20-17);其次将拉钩放入多酶清洗液浸泡 2~5 min;再次用流动水冲洗;最后使用干布擦干拉钩。在清洗过程中注意保护镜头。

12. 镜头的清洗与保养(图20-18)　首先使用流动水冲洗;其次将拉钩放入多酶清洗液浸泡 2~5 min;再次用流动水冲洗;最后用干布擦干。在清洗过程中注意保护镜头。

13. 剪刀的清洗与保养　首先使用流动水冲洗(图20-19);其次将剪刀放入多酶清洗液浸泡 2~5 min;再次使用流动水冲洗;最后用干布擦干剪刀。

14. 吹干器械　清洗完毕后,用吹风机热风吹干器械(图20-20)。注意:镜头与光导拉钩使用冷风吹干或放置晾干(图20-21)。

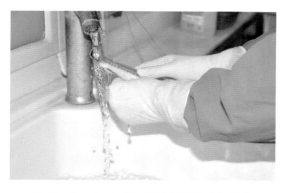

图 20-16　大、小甲状腺拉钩的清洗与保养

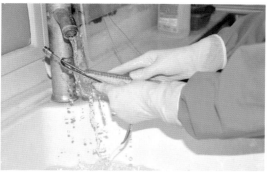

图 20-17　镜头拉钩的清洗与保养

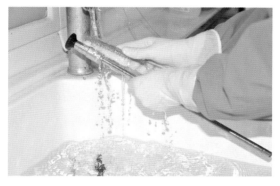

图 20-18　镜头的清洗与保养

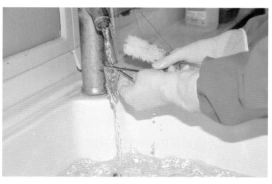

图 20-19　剪刀的清洗与保养

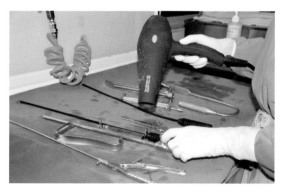

图 20-20　使用热风吹干器械

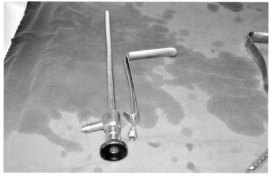

图 20-21　用布擦干器械后放置晾干

二、内镜设备的清洗方法

(一)清洗步骤、方法及要点

1. 水洗

(1)将 3D 内镜放入清洗槽内：①在流动水下彻底清洗，用纱布反复擦洗镜身，同时将操作部清洗干净；②取下活检入口阀、吸引器按钮、送气及送水按钮，用清洗毛刷彻底刷洗活

检孔道和导光软管的吸引器管道,刷洗时必须两头见刷头,并清洗刷头上的污物;安装全管道清洗器、管道擦塞、防水帽和吸引器,用吸引器反复抽吸活检孔道;全管道清洗器接 50 ml 注射器,吸清水注入送气及送水管道;用吸引器吸干活检孔道的水分并擦干镜身。

(2)将取下的吸引器按钮、送水及送气按钮、活检入口阀用流水冲洗干净并擦干(图 20-22)。

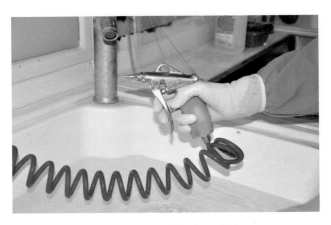

图 20-22   反复冲洗吸引器

(3)清洗纱布应采用一次性使用的方法,清洗刷应一用一消毒。

2. 酶洗(图 20-23)

(1)多酶清洗液的配制和浸泡时间参照产品说明书。

(2)将擦干后的 3D 内镜置于酶洗槽中,用注射器抽吸多酶清洗液 100 ml,冲洗送气及送水管道,用吸引器将多酶清洗液吸入活检孔道,操作部用多酶清洗液擦拭。

(3)擦干后的附件、各类按钮盒阀门用多酶清洗液浸泡,附件还需在超声清洗器内清洗 5~10 min。

(4)多酶清洗液应当在清洗 1 根 3D 内镜后更换。

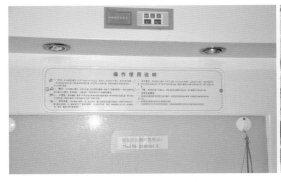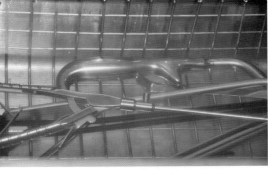

图 20-23   酶洗

3. 清洗

(1)多酶清洗液浸泡后的内镜,用水枪或者注射器彻底冲洗各管道,以去除管道内的多酶清洗液及松脱的污物,同时冲洗内镜的外表面。

(2)用 50 ml 注射器向各管道充气,排出各管道内的水分,以免稀释消毒液。

1)软式 3D 内镜采用化学消毒剂进行消毒或者灭菌时应当按照使用说明进行,并进行化学监测和生物学监测。

2)采用 2% 碱性戊二醛浸泡消毒或者灭菌时,应当将清洗擦干后的 3D 内镜置于消毒槽并全部浸泡于消毒液中,各孔道用注射器灌满消毒液。全浸式 3D 内镜的操作部必须用清水擦拭后再用 75% 乙醇擦拭消毒。

3)需要消毒的 3D 内镜采用 2% 碱性戊二醛浸泡消毒:碱性戊二醛浸泡消毒或者灭菌时,浸泡时间为胃镜、肠镜、十二指肠镜浸泡不少于 10 min;支气管镜浸泡不少于 20 min;结核分枝杆菌、其他分枝杆菌等特殊感染患者使用后的内镜浸泡不少于 45 min。需要灭菌的内镜采用 2% 碱性戊二醛灭菌时,应当延长消毒时间至 30 min。

(二)软式 3D 内镜清洗和干燥的方法及步骤

1. 3D 内镜从消毒槽取出前,清洗及消毒人员应当更换手套,用注射器向各管腔注入空气,以去除消毒液。

2. 将 3D 内镜置入冲洗槽,在流动水下用纱布冲洗 3D 内镜的外表面,反复抽吸清水,冲洗各孔道。

3. 用纱布擦干 3D 内镜外表面,将各孔道的水分抽吸干净。取下冲洗时的各种专用管道和按钮,换上诊疗用的各种附件,方可用于下一位患者的诊疗。

4. 支气管镜经上述操作后,还需要采用 75% 乙醇或者洁净压缩空气等方法进行干燥。

采用化学消毒剂浸泡灭菌的 3D 内镜,使用前必须用无菌水彻底冲洗,去除残留的消毒剂。每日诊疗工作前必须对当日使用的消毒类内镜进行再次消毒。如采用 2% 碱性戊二醛浸泡,消毒时间不少于 20 min,冲洗、干燥后方可用于患者的诊疗(图 20-24、图 20-25)。

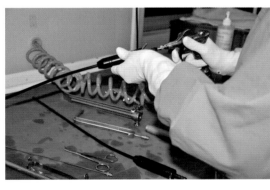

图 20-24　冲洗

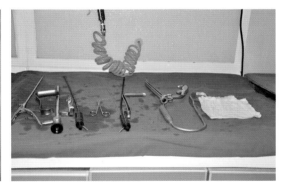

图 20-25　干燥

(三)硬式 3D 内镜清洗的步骤、方法及要点

1. 使用后立即用流动水彻底清洗,除去血液、黏液等残留物质并擦干。

2. 将擦干后的 3D 内镜置于多酶清洗液中浸泡,浸泡时间按使用说明。

3. 彻底清洗 3D 内镜各部件,管腔应当用高压水枪彻底冲洗,可拆卸部分必须拆开清洗,并用超声清洗剂清洗 5~10 min。

4. 器械的轴节部、弯曲部、管腔内用软毛刷彻底刷洗,刷洗时注意避免划伤镜面。

5. 使用气枪(图 20-26)吹干器械。

(四)硬式内镜的消毒或灭菌方法及要点

1. 适用于压力蒸汽灭菌法的内镜或者内镜部件应当采用压力蒸汽灭菌法,注意按内镜说明书要求选择温度和时间。

2. 环氧乙烷灭菌法适用于各种 3D 内镜及附件的灭菌。

3. 不能采用压力蒸汽灭菌法的 3D 内镜及附件可以使用 2%碱性戊二醛浸泡 10 h 灭菌。

4. 达到消毒要求的硬式内镜(如喉镜、阴道镜等)可采用煮沸消毒 20 min 的方法。

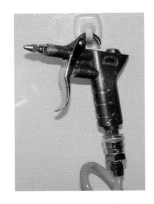

图 20-26　气枪

5. 用消毒液进行消毒、灭菌时,有轴节的器械应当充分打开轴节,带管腔的器械腔内应充分注入消毒液。

采用化学消毒剂浸泡消毒的硬式内镜,消毒后应当用流动水冲洗干净,再用无菌纱布擦干。采用化学消毒剂浸泡灭菌的硬式内镜,灭菌后应当用无菌水彻底冲洗,再用无菌纱布擦干。灭菌后的内镜及附件应当按照无菌物品储存。

第二节　3D 内镜设备的保养

1. **3D 内镜的术前检查**　3D 内镜在使用之前应予认真检查,以保证诊治工作的顺利进行。从储藏柜中取出 3D 内镜时,应一手握住操作部,另一手拿住镜身及光导连接部,切勿只拿操作部,让其自由摆动,以免碰撞造成损坏。观察先端部罩壳是否受碰撞或有破碎,并查看密封透镜表面是否有残留的水污。如果有,应用乙醚、乙醇混合液擦拭清洗,并涂专用硅蜡。仔细观察弯曲皮管及插入软管连接处的黏胶是否有脱胶、龟裂等异常。

通过操作部的角度旋钮检查弯曲部的角度是否满意,并检查锁紧、解除功能是否正常。

检查光源箱是否有光和气的正常输出,将 3D 内镜的导光插头插入光源箱的插座,接好送水瓶和吸引泵,观察先端部是否有光输出。按住送水及送气按钮的中心小孔,检查是否有气体逸出。如无气体逸出,将送水及送气按钮按到底,应有水连接喷出。

启动吸引泵,按下吸引器,检查吸引是否正常。如有吸引量不足,则有可能为阀门密封不良;如果以另一手指堵住钳阀门,吸引功能改善,则判断为钳阀门的橡皮碗破损,应予更换。

通过插入活检钳来检查机器的功能是否正常。将活检钳插入先端部,观察活检钳是否能进入视野中心。如果需要做 3D 内镜治疗,则应准备好有关的器械。

2. **3D 内镜的术后保养**　非常重要,这是延长 3D 内镜使用寿命的关键。每次检查结束后均应按上述方法对 3D 内镜彻底地进行清洗与消毒,然后应用泵将所有管道内的水分吹干,垂直挂放于专用柜内。专用柜应具有良好的通风、防霉、除湿,挂置要稳妥。

(1)3D 内镜先端部的保养:先端部是经密封处理的,如果受碰撞,容易使罩壳破损和密封透镜脱胶,造成渗漏和视野模糊。如果添加剂表面有污物,会影响视野。对透镜的清洁,可采用细纱布或擦拭纸蘸少量乙醚、乙醇混合液轻轻擦拭,并给透镜涂擦硅蜡或润滑剂(图 20-27)予以保护,主要是防霉和亲水。涂擦硅蜡的正确方法是先将少量的硅蜡涂在干净纱布上,然后用涂有硅蜡的细纱布顺着喷口喷射方向擦透镜表面,切忌反方向涂擦,以免硅蜡嵌入喷口部,造成喷口堵塞。

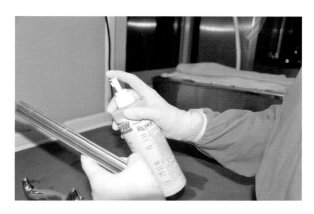

图 20-27　喷洒润滑剂

（2）3D 内镜弯曲部的保养:弯曲部常见的故障有弯曲皮管的油化膨胀、针孔和连接处黏胶的老化及脱胶。临床使用时,涂抹润滑油脂往往造成皮管内层金属丝织网管的钢丝折断、外露,将皮管刺破。可使用漏水检测器检查。正确连接漏水检测器后,观察内镜前端橡胶管的膨胀,然后将内镜浸泡在清水中,如无气泡,说明无渗漏;反之,则说明已有渗漏,应送维修部维修。

（3）3D 内镜软管部的保养:主要是在临床使用中防止受检查者配合不好造成软管被咬,清洗时防止尖锐物将软管划伤。如发现软管有损伤或老化、龟裂,应及时送检。

（4）3D 内镜操作部的保养:操作部最常见的故障是送水及送气按钮、吸引器按钮弹不起来。主要是由于使用过程中忽略了该部分的清洁和保养。取下按钮,用细纱布或擦镜纸蘸 75％乙醇将阀芯和阀孔擦干净并安装好,反复按几次即可,如阀门长期使用造成阀栓内的两个密封皮碗被磨破,会出现漏气、喷液的现象,影响吸引功能的使用,应更换新的皮碗。为延长皮碗的使用寿命,在插入活检钳等器械时,可在其表面涂擦硅蜡,以减少摩擦。

第三节　内镜设备的应用注意事项

1. 高频电手术仪、内镜配套仪器使用后应切断电源,卸下导线和开关。用软布或外科用纱布轻擦仪器表面。如仍不干净,可用 75％乙醇纱布擦洗。仪器表面必须保持干燥,尤其在使用前。储存时,将功能导线绕于仪器后板的推车架上,将仪器水平放置于仪器推车上,覆盖防尘罩。存放处必须保持正常的温度和湿度,避免重压和撞击。

2. 内镜的术后保养非常重要,这是延长内镜使用寿命的关键。

（1）选择正确的消毒方式。

（2）吹干内镜器械后，须喷润滑油。

（3）灭菌后的内镜及附件应当按照无菌物品储存。

3. 内镜在使用之前应认真检查，以保证诊治工作的顺利进行。从储藏柜中取出内镜时，应一手握住操作部，另一手拿住镜身及光导连接部，切勿只拿操作部，让其自由摆动，以免碰撞造成损坏。

第四节　内镜设备的保管注意事项

1. 清洁：保管内镜区域所有物体表面无尘、无污渍。

2. 整齐：保管内镜区域物品位置固定、整洁、排放有序。

3. 隔离消毒：布局合理，分污染区、清洁区、无菌区。天花板、墙壁、地面光滑无痕，有良好的排水系统，便于清洗和消毒。

4. 医务人员必须自觉遵守消毒灭菌制度和无菌技术。

5. 定时打扫、消毒。

6. 严格控制保管内镜区域内人员流动数量，做好消防安全检查。

主要参考文献

［1］张兴,郑成武,李宁,等.液晶材料与 3D 显示［J］.液晶与显示,2012,27(4):448-455.

［2］薛林.医用 3D 内窥镜系统的应用现状与展望［J］.电视技术,2013,37(S2):457-459.

［3］Johnson D E,Price R E,Cromeens D M.Pathologic changes occurring in the prostate following transurethral laser prostatectomy［J］. Lasers in surgery and medicine,1992,12 (3):254-263.

［4］Davies B.A review of robotics in surgery［J］.Proc I Mech E,Part H:J Engineering in Medicine,2000,214(1):129-140.

［5］张志升,张磊,沙荣珍.隆乳术后纤维包膜挛缩的预防与治疗［J］.实用美容整形外科杂志,2001,3:139-140.

［6］耿健,张兆祥,马显杰,等.内窥镜辅助下假体双平面隆乳联合自体脂肪移植的可行性［J］.中华医学美学美容杂志,2018,4:237-240.

［7］Worseg A,Kuzbari R,Tairych G,et al.Long term results of inflatable mammary implants ［J］.British Journal of Plastic Surgery,1995,484(4):183-188.

［8］Collis N,Sharpe D T.Breast reconstruction by tissue expansion. A retrospective technical review of 197 two-stage delayed reconstructions following mastectomy for malignant breast disease in 189 patients［J］.British Journal of Plastic Surgery,2000,53(1):37-41.

［9］马少林,高伟成.毛面与光面乳房假体隆乳术后并发包膜挛缩的系统评价［J］.中华整形外科杂志,2008,1:71-74.

［10］Stevens G W,Nahabedian Y M,Calobrace B M,et al.Risk factor analysis for capsular contracture: A 5-year sientra study analysis using round,smooth,and textured implants for breast augmentation［J］.Plastic and Reconstructive Surgery,2013,132(5):1115-1123.

［11］袁伟伟,罗锦辉,刘春利,等.隆乳术后纤维包膜挛缩机理的实验研究［J］.第一军医大学学报,1999,1:46-48.

［12］Adams W P.Capsular contracture: what is it? what causes it? How can it be prevented and managed［J］.Clinics in Plastic Surgery,2008,1(36):119-126.

［13］Stephan S,Norbert H,Marita E K,et al.Bacterial colonization is of major relevance for high-grade capsular contracture after augmentation mammaplasty［J］.Annals of Plastic Surgery,2007,2(59):126-130.

［14］陈志鹏,罗东升,沈为民.假体隆乳术后纤维包膜挛缩的药物防治进展［J］.重庆医学,2004,7:1109-1110.

［15］濮哲铭,施耀明.保留纤维包膜的乳房假体转换术［J］.中国美容医学,2000,9(3):208-209.

［16］孙家明,乔群,赵茹,等.乳房神经血管解剖学研究及在乳房缩小成形术中的意义［J］.中华整形外科杂志,2004,4:33-35.

［17］曾立,罗盛康.下皱襞切口假体隆乳术细节及要点剖析［J］.中国美容整形外科杂志,2019,3:145-146,161.

［18］曾东,孙瑞霞,李勤,等.负压引流预防隆乳术后血肿形成和包膜挛缩的作用［J］.广东医学,2002,1:42-43.

［19］罗盛康,陈林峰,罗锦辉,等.经乳晕切口治疗假体置入隆乳后包膜挛缩的经验［J］.中华整形烧伤外科杂志,1995,4:251-252.

［20］楼晓莉,宋建星.隆乳术后包膜挛缩研究进展［J］.中国美容整形外科杂志,2008,6:468-471.

［21］Hollis H C. Capsule injection for the prevention of contracture［J］. Plastic and Reconstructive Surgery,2002,110(5):1325-1328.

编 委

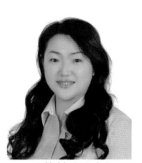
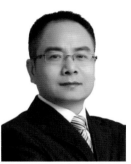
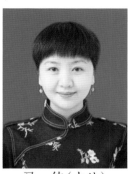
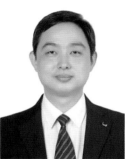
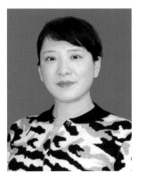
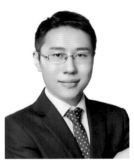
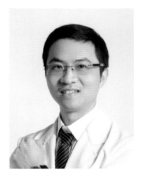
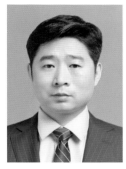
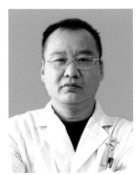
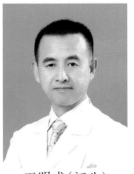
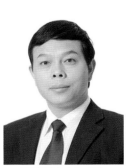
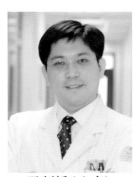

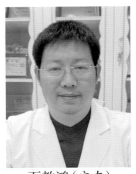
石教鸿（广东）

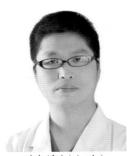
叶怀挺（上海）

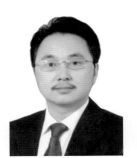
兰洪明（四川）

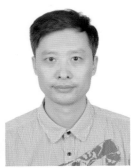
庄成全（江苏）

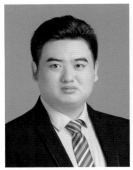
刘　坚（江苏）

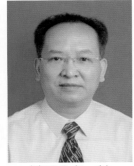
刘亚飞（江苏）

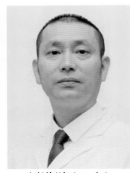
刘洪游（云南）

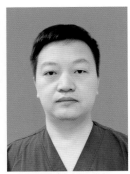
闫国剑（河北）

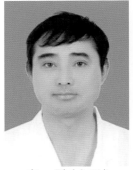
李　勇（安徽）

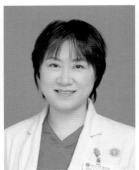
李天石（广东）

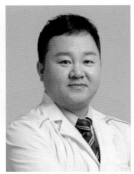
李风浩（哈尔滨）

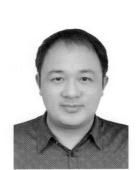
李华军（广东）

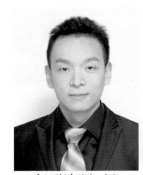
杨开波（湖北）

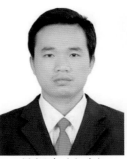
吴绍全（广东）

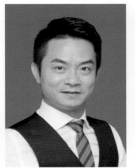
何　浚（广东）

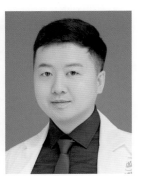
邸红亮（浙江）

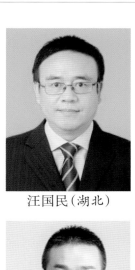
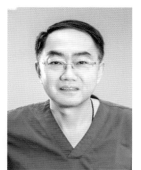
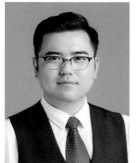
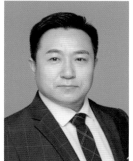
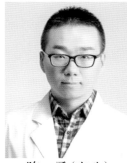
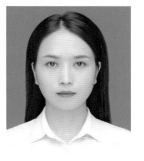
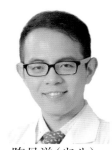
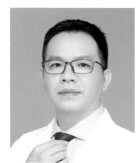
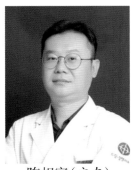
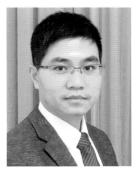
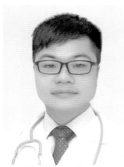
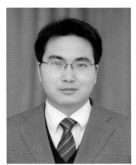
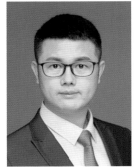
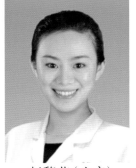
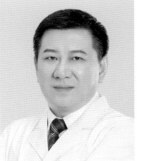
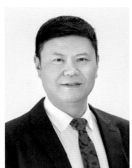

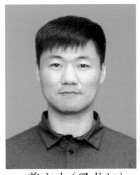
姜立山（黑龙江）

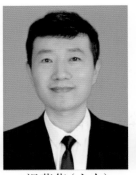
祝葆华（广东）

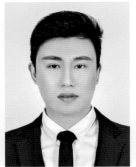
胥　恒（重庆）

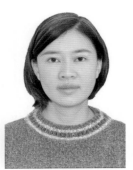
莫　梅（广西）

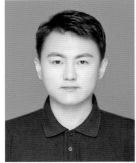
夏文豪（浙江）

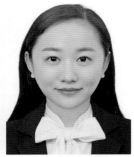
高　静（广西）

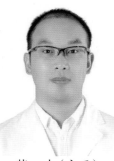
黄　杰（广西）

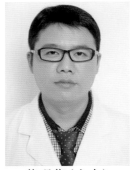
黄观华（广东）

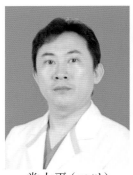
常太平（四川）

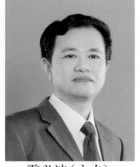
雷义波（广东）

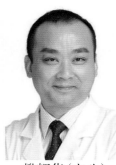
樊辉华（湖北）

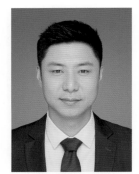
薄　滨（北京）

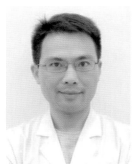
戴长和（浙江）

向武汉天美乳房专科医院

—— 公开致谢信 ——

　　本书是国内第一部详细阐述内镜技术在乳房外科临床中的应用的专著,是国内乳房外科领域 60 余位临床医学专家集体智慧的结晶,由于既往没有相关专业书籍作参考,因此在写作过程中遇到颇多难题。

　　在本书的编撰过程中,得到了许多单位和个人的关心与支持,在此向他们致以诚挚的谢意。尤其感谢武汉天美乳房专科医院为本书提供的临床研究与大量图片资料。

　　武汉天美乳房专科医院作为国内医保定点大型二级专科医院,专注于使用内镜技术治疗难治性乳房疾病,如浆细胞性乳腺炎、肉芽肿性乳腺炎,进行乳房下垂、隆乳及各类乳房修复的临床研究,有着 14 年建院历史,拥有数万例临床治疗经验,该院病案室拥有国内极为罕见的疑难乳房病案资料。

　　武汉天美乳房专科医院紧密结合临床,掌握大量核心技术专利,本书关于内镜治疗难治性乳房疾病相关章节中,借鉴了武汉天美乳房专科医院的诸多临床研究成果,同时还包含了大量特殊少见病例的图片信息,许多治疗技术首次对外公布,内容真实可靠、丰富生动,在此向武汉天美乳房专科医院全体领导及医护人员致敬、致谢!

全体编委